知的生きかた文庫

薬を使わずに「生活習慣病」とサヨナラする法

秋津壽男

三笠書房

はじめに

薬を使わずに、すべての「健康数値」が改善する習慣

薬を使わずに「生活習慣病」とサヨナラする——。

高血圧や糖尿病と診断され、すでに薬を飲んでいる人には、ずいぶん乱暴なことを言っているように聞こえるかもしれません。でも、本当にできるのです。

最初に、内科医として2つのことをお伝えします。

1つめは、**生活習慣病は、薬で治すことはできない**ということです。

健康診断で「血圧が高い」と指摘されて、慌てて病院に駆け込み、薬で血圧を下げようとする人が後を絶ちません。

でも、**薬で血圧を下げたとしても、じつは何も解決しない**のです。

薬を飲めば、たしかに数値は基準値に収まっていくでしょう。といっても、これは単に薬で症状を抑えているだけであり、「健康になった」とは言えません。とい

うのも、薬によって、**もっと怖い病気のサインを見逃す**ことにもなりかねないからです。

高血圧の陰には、動脈硬化や心筋梗塞、脳卒中といったリスクが隠れています。ほかの生活習慣病も同様です。薬によって、表に見える数値だけを正常化させることで、こうした命に関わる病気のサインが覆い隠されてしまうかもしれません。

健康とは本来、「薬を必要としない健やかな状態」です。「元気で長生き」というのも、**薬がいらない健康体**をつくってこそ叶います。

はたして、薬を飲んで、生活習慣病の症状が基準値になったら、薬と縁が切れるのでしょうか。そうではありませんね。

薬で症状を抑えている限り、ずっと薬を飲み続けなくてはいけません。だから、生活習慣病は「薬では治せない」し、「薬では健康長寿は叶わない」のです。

2つめは、**40歳を過ぎたら、食べ方、生き方が「健康数値」に如実に表れる**ということ。薬を使わずに生活習慣病とサヨナラできるかどうかは、何をどう食べるか、日々をどう過ごすか、という「習慣」にかかっているのです。

生活習慣病は「習慣」で治す――これが基本です。

真っ先に取り組みたいのは、**「肥満を解消する」**ことです。

生活習慣病は、肥満をきっかけとして、連鎖的に起こります。つまり、肥満を解消すれば、そのほかの生活習慣病も、その陰に潜む心疾患や脳卒中など、命に関わる病気も、すべて防ぐことができるということです。

といっても、ストイックな食事制限や、きつい運動をする必要はありません。
◎食事は「満腹」ではなく「満足」を基準に選ぶ
◎毎日、「体重計」に乗る
◎朝一番と夜寝る前に「白湯を飲む」
こうした、ちょっとしたことを心がけるだけで、肥満を解消し、**体の自己治癒力を格段に高める**ことができます。気づいたら、**すべての健康数値が改善していた**、そんな喜びを味わえるに違いありません。

ぜひ、今日から始めて、元気に長生きできる体をつくっていってください。

秋津　壽男

『薬を使わずに「生活習慣病」とサヨナラする法』◇もくじ

2章

生活習慣病の「正体」って、そもそも何？

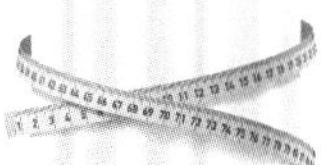

3章　今日から「肥満」とサヨナラする法

4章

「食べ方を変える」だけで、みるみる健康になる！

5章

この「生活習慣」で、あなたの健康寿命はさらに延びる！

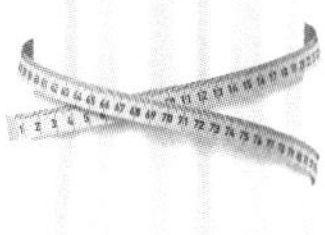

6章

医師が教える「自己治癒力を高める」7つのコツ

1章

生活習慣病は、この「習慣」で治す！

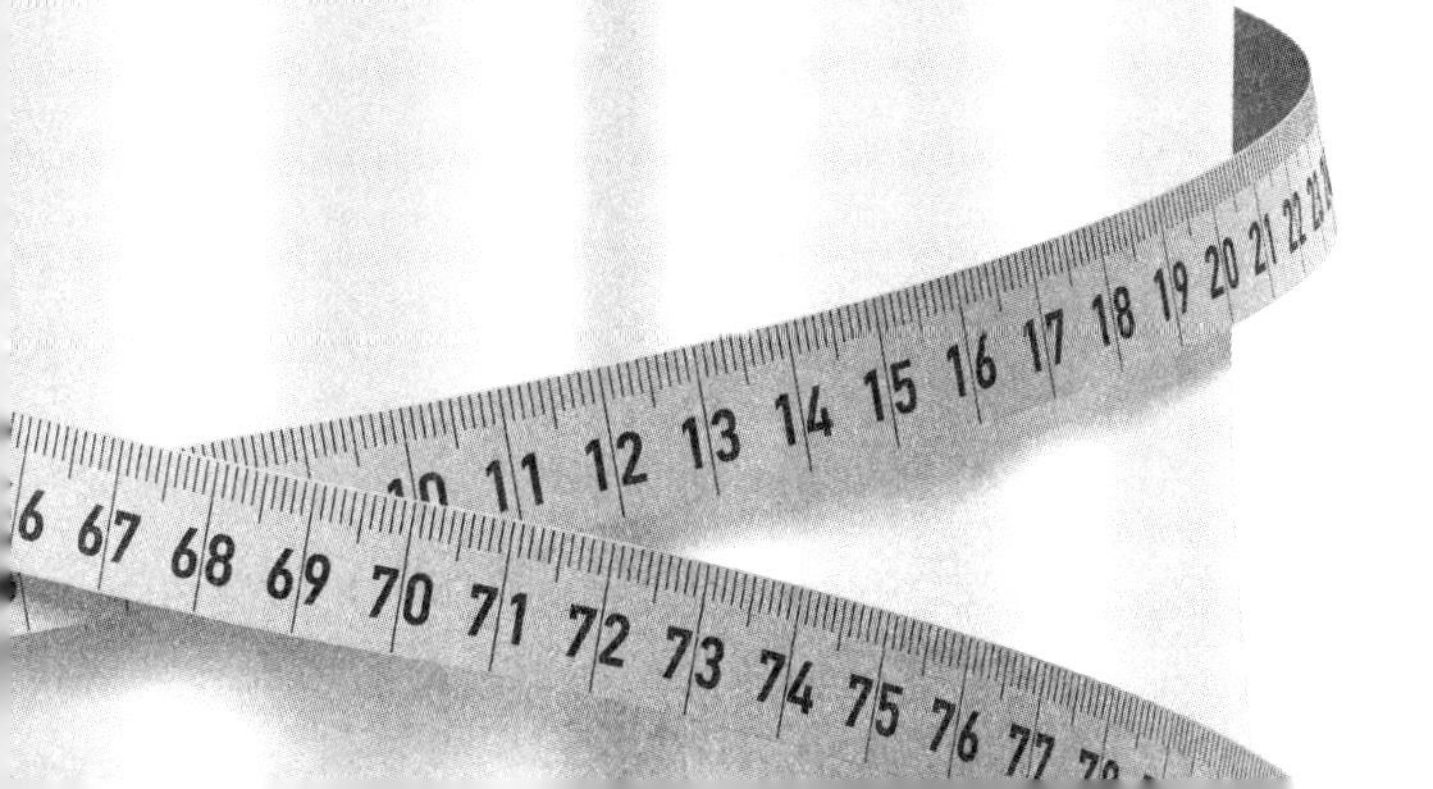

「習慣」が引き起こす病気は「習慣」で治す

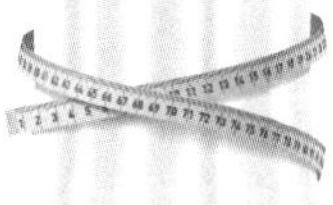

生活習慣病――。

こう聞いて、どんな病気が思い浮かびますか？

肥満（メタボリックシンドローム）、高血圧、脂質異常症、糖尿病（高血糖）などを思い浮かべる人が大半でしょう。その先に待ち受ける、動脈硬化や心筋梗塞、脳卒中まで連想した人も多いかもしれません。

肥満も高血圧も脂質異常症も糖尿病も、たしかに生活習慣病です。ただし、ここでもう一歩進めて考えてみていただきたいのは、**なぜ、これらが「生活習慣病」と総称されているか**、という点です。

たとえば、風邪や食中毒など、ウィルスや菌の感染によって起こる病気は生活習慣病とは呼びません。同じ糖尿病でも生まれつきの1型糖尿病、ダウン症など遺伝子異常によって起こる障害も、同様に生活習慣病には入りません。

花粉症やアトピーなどのアレルギー疾患は、環境要因も絡んでいることから少し判断が微妙なのですが、やはり生活習慣病ではありません。

これら「生活習慣病ではない病気」と、先ほど挙げたような病気、高血圧や脂質異常症、糖尿病は、何が違うのでしょう。

そう、**「生活習慣」によって起こる病気かどうか**、です。

不適切な食生活や飲酒、喫煙、運動不足など、日々の生活習慣の積み重ねによって起こるから、そのとおり「生活習慣病」と名づけられているのです。

私は内科の専門医として、生活習慣病は「生活習慣から生まれる病気である」という基本中の基本の事実を、非常に重要視しています。

なぜなら、日々の生活習慣によって起こるのならば、同じく**生活習慣によって予防も改善もできる**ということだからです。

生活習慣病は、生活習慣によって起こる病気——。

この定義にしたがい、本書では、**肥満、高血圧、脂質異常症、脂肪肝、糖尿病、高尿酸血症**の6つについてお話ししていきます。

みなさんのなかには、高血圧だ、脂質異常症だ、高血糖だと医師から指摘され、すでに薬を飲んでいる人もいるかもしれません。

あとでも述べるように、**薬は基本的には「毒」**です。本当にやむをえない場合を除いて、なるべく飲みたくないものです。それに薬を常用するのは面倒ですし、医療費もかかります。

でも、これから生活習慣病の原因である「生活習慣」を見直すだけで、薬にかかるリスク、面倒、コストのすべてから解放されるとしたら――。

「やってみようかな」と思えてきませんか。

生活習慣病は、「病」とついていても、必ずしも医師が処方する薬を必要とするものではない。すでに処方されていても、今後の暮らし方によって、薬を飲まなくてよくなる可能性は十分ある。

まず、そんな認識をみなさんと共有してから、話を進めたいと思います。

生活習慣病とサヨナラする法

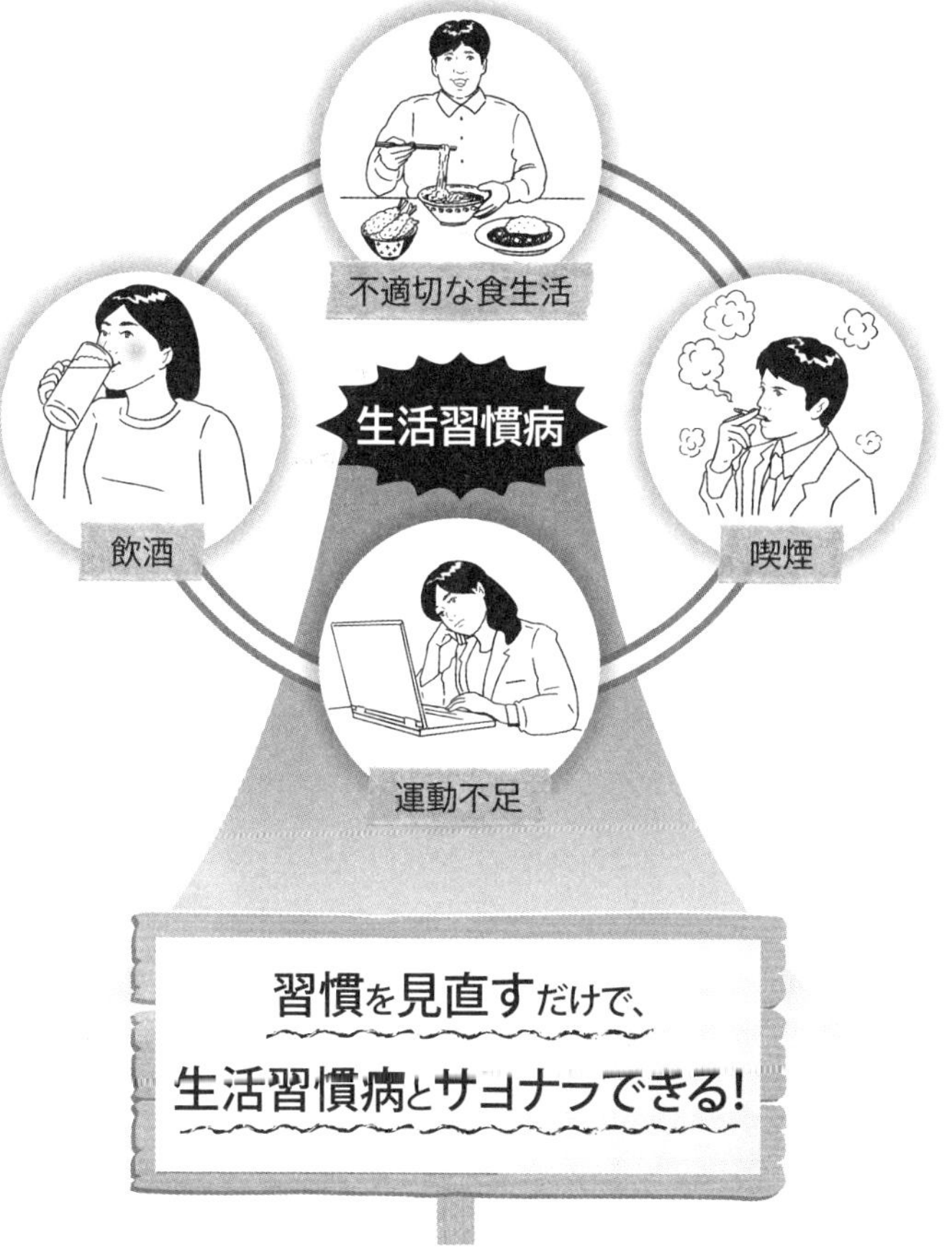
不適切な食生活
生活習慣病
飲酒
喫煙
運動不足
習慣を見直すだけで、
生活習慣病とサヨナラできる!

体の不調は「自分の力で治す」が基本

かつて医師と薬剤師は一体でした。

今のように医師が処方箋を書き、薬剤師が薬を出すという制度になったのは戦後のことです。最初は病院のなかで薬を出す院内処方だったものが、徐々に病院から独立した調剤薬局が増えていき、院外処方が増えていきました。

こうして医師と薬剤師は、それぞれ別の役割を担うことになったのです。

医師は患者さんを総合的に診断し、薬が必要ならば処方箋を書きます。薬剤師は、医師の判断にしたがって薬を出します。

当然、医師が「この患者さんに薬は必要ないな」と考えれば処方箋は出しませんし、したがって調剤薬局も薬を出しません。本来はこうあるべきです。

ところが、日ごろ患者さんと接していて痛感するのは**「医師＝薬をくれる人」と考えている人が多い**ということです。

昔は、**病気の多くは自分で治すもの**でした。そのために「おばあちゃんの知恵」や、薬効のある草や体操法が受け継がれてきました。それでもどうしようもない場合に、最後の手段として頼るのが医師だったのです。

ところが今はどうでしょう。たとえば、「風邪気味で咳が止まらないから、効き目のある咳止め薬をもらうために病院に行こう」――みなさんも、こうした発想で病院に行くことが大半ではないでしょうか。

そこで医師から、

「風邪ではなさそうですね。のどの乾燥対策のために、加湿器をつけてください。それとハチミツをお湯に溶かして、レモン汁を数滴たらしたものを、1週間ほど飲むこと。それでもよくならなかったら、また来てください」

――なんて言われたら、どうでしょう。「せっかく行ったのに、あの病院は薬をくれなかった」と文句を言う人が多いはずです。

つまり、多くの人のなかでは、病院で何かしらの「薬」をもらうことが前提となっていて、「そもそも薬が必要かどうか」の診断をしてもらうという発想が欠けているように思えるのです。

健康診断で高血圧と診断されても、高血圧とは限らない!?

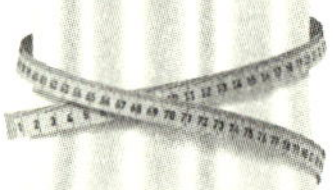

医師の仕事は患者さんの体を総合的に診断することです。

処方箋を書くことだけが能ではなく、患者さんを診察し、診断を下し、どのような治療法がもっとも有効かつ、患者さんにとって有益なのかを考えることが、医業を担うものの仕事なのです。

この本来の役割に忠実に考えると、医師が行なう治療とは「**薬剤治療**」「（運動や睡眠などの）**生活指導**」「**食事指導**」の3つです。これらは完全に独立したものではなく、少しずつ交わっています。

そして本書のテーマである生活習慣病の治療では、「生活指導」と「食事指導」の2つにもっとも重きが置かれるべきだと私は考えています。

生活習慣病は、日々の生活習慣によって起こる病気。したがって、まず患者さんに取り組んでもらうべきは**食生活を含む生活習慣の改善**です。「数値が悪いから即、薬を飲む」というのは正解ではないのです。

たとえば「血圧がちょっと高いですね。じゃあ今日から血圧降下剤を飲んでください」と言う医師がいたら、その医師は少し問題と見たほうがいいでしょう。

健康診断の結果、「高血圧」だった。そこで本来、医師が考えなくてはいけないのは、まず**「本当に高血圧なのかどうか」**です。

というのも、**血圧は、外部の影響で容易に上下する**ものだからです。病院で緊張したり、看護師さんに急《せ》かされて焦ったりして、一時的に血圧がピュッと上がってしまうというのも、冗談のような本当の話です。

一度の検査で高血圧と出ても、本当のところはわからない。だから私は、初診の検査で高血圧と出た患者さんには、ほかに心配される症状がなければ、まず「これから1カ月間、毎日、家で血圧を測ってください」と指導します。

1カ月後に血圧の記録を見せてもらって、やはり高血圧の日が多ければ、食事を含む生活習慣の改善を指導します。

それでも、何らかの事情によって血圧が基準値以内に落ち着かなければ、そこではじめて薬の処方を考えます。

といっても、これで高血圧は解決、一件落着ということではありません。

生活習慣病は、それぞれ独立した症状ではなく、密接につながっています。高血圧が見られたら、たいていは肥満や脂質異常症なども見られます。ひょっとしたら、すでに複数の薬を並行して飲んでいる人も多いかもしれません。

仮に、生活習慣を見直しても、血圧の薬とは縁が切れなかったとしましょう。

そうだとしても、引き続き**生活習慣を改善することで、ほかの数値はみるみる改善していく**可能性は十分あります。

たとえ高血圧の薬は飲み続けなくてはいけないとしても、すでに並行して飲んで

薬に頼る習慣はやめよう!

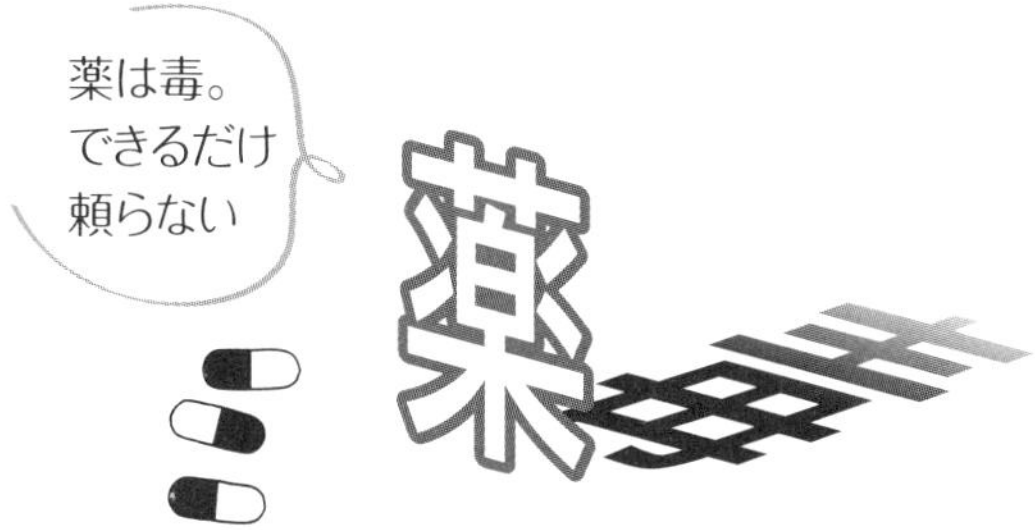

＼この2本柱で治す!／

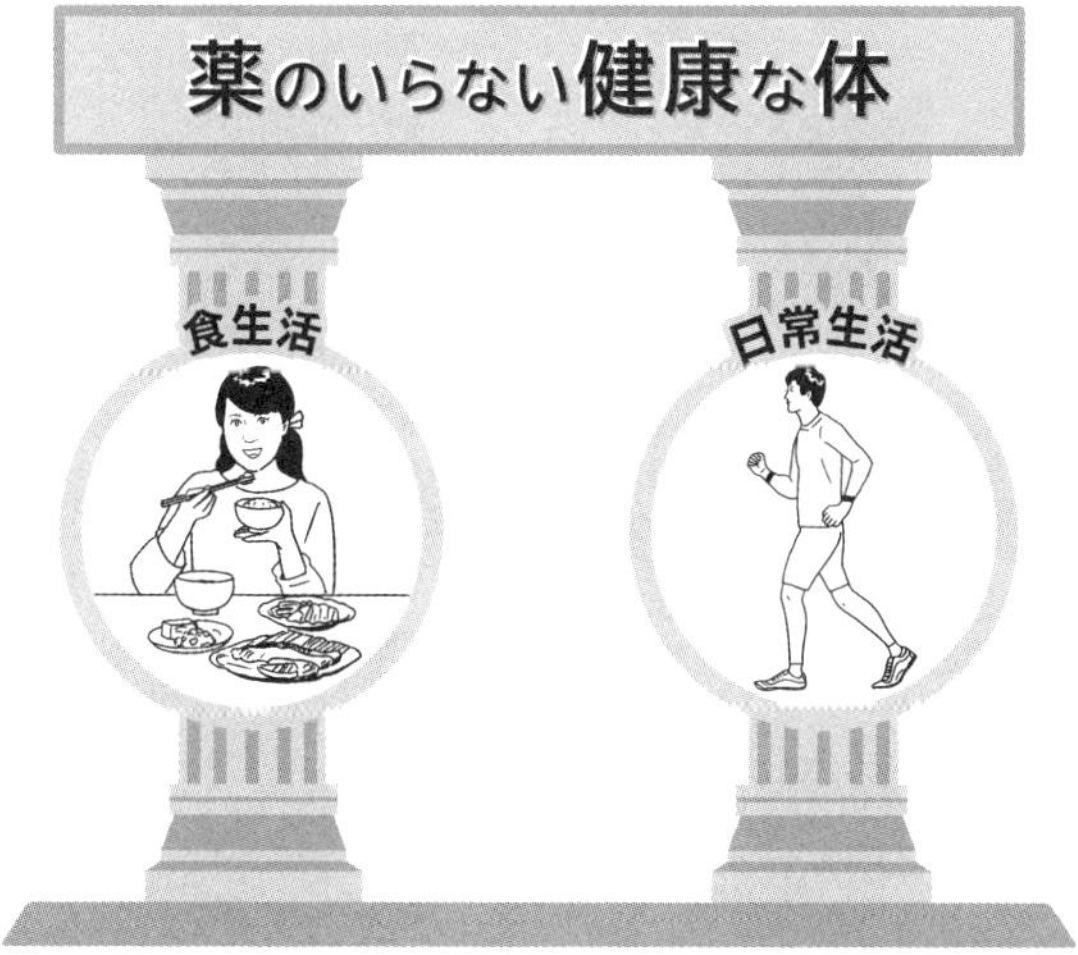

いる薬とは、1つ、また1つと縁が切れていくというわけです。

高血圧を例に挙げましたが、今、お話ししたようなことが、すべての生活習慣病に当てはまります。

生活習慣病は、本来、**薬ではなく自分自身の力で治せる**ものです。

健康寿命を延ばすためにも、「薬を飲めば数値がよくなるから、それでいい」ではなく、「自分の力で薬とは無縁で生きる」「自分の力で薬と縁を切っていくんだ」と考えていただきたいと思います。

薬は「毒」——飲まないに越したことはない

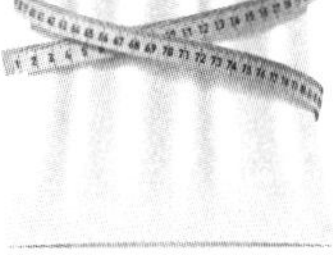

生活習慣病の多くは、放置すれば命に関わる心疾患や脳疾患につながります。
医師のなかには「血圧は多少、高いほうがいい」「血液検査の『基準値』は信用

するな」などと言う人もいますが、私は、そうは考えません。

健康診断などで目にする、いわゆる「**基準値**」は、今までの膨大なデータから、先人たちが「これくらいの数値以上になると、生死に関わる病気につながるケースが多い」という具合に導き出したものです。

ときには数値が見直されることもありますが、基準値が、健康リスクの有無の「基準」とされていることには、**統計という客観的な正しさがある**のです。

ですから、基準値を外れる数値が出たら、基準値の範囲内に収まるように手を打ったほうがいい。これは間違いありません。

ただし安易に薬で対処するのではなく、まず**生活習慣を改善することで、基準値以内を目指したほうがいい**というのが私の考え方です。

「たしかにお金はかかるけれど、薬のほうが手軽だし、素早く数値が基準値内に収まるのに、なぜ薬は最終手段なの？」と思った人もいるでしょうか。

たしかに、何も努力せずに、3割負担のコストで薬を飲んだほうがラクといえばそうかもしれません。

それでも私は、薬はなるべくおすすめしたくないのです。

稀《まれ》ではありますが、遺伝的に生活習慣病の数値が悪くなってしまう人もいます。生まれつきの糖尿病である1型糖尿病はその筆頭ですし、ほかにも、生活習慣には問題がないのにコレステロールを体内で合成しすぎてしまう人や、高血圧になってしまう人もいます。

彼らは残念ながら、薬を生涯にわたって飲んでいかなくてはいけません。

でも、こうしたケースを除いた大半の人は、薬を飲まないに越したことはないのです。なぜなら、**薬は人工的に合成された化学物質**であり、基本的に**体にとっては「毒」**と考えるべきものだからです。

不自然なものは、なるべく体に取り込まないほうがいいのです。

薬を飲もうと、生活習慣を正そうと、数値が基準値に落ち着くのは同じと思うかもしれませんが、もっと長い目で見てみると、じつはまったく同じではありません。

考えてみてください。健康な人が薬を飲んだら、もっと健康になるでしょうか。

もちろん、なりません。

薬は、不健康な人が健康になるために助けを借りるものですが、薬によって数値が正常化した状態を「健康」とは呼びません。「不健康＋薬＝健康」ではなく、健康とは、「薬を必要としない、健やかな状態」を指すのです。

実際、生活習慣の改善によって高血圧を正した人と、血圧降下剤を飲み続けた人とでは、後者のほうが早く亡くなる傾向があります。

生活習慣の改善によって高血糖を正した人と、糖尿病になってインシュリン注射を打ち続けた人とでは、やはり後者のほうが早く亡くなる傾向があります。

一生、「薬のいらない体」をつくる

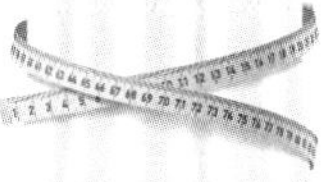

ここまで読んで、いかがでしょう。「薬は嫌だなあ」と思いませんか。
「薬は飲みたくないなあ」「薬はやめたいなあ」——。

これが、生活習慣を見直す1つのモチベーションになります。

現在、数値が悪くなりかけている人は「薬は飲みたくないなあ」という思いを抱きながら、生活習慣を改善していってください。

すでに**薬を飲んでいる人は、それを当たり前の習慣と思わない**ことです。毎日、薬をまじまじと眺め、「やめたいなあ」と思いながら飲む。そうすれば、「やめるために、階段を上ろうかな」「お酒を控えよう」などと、前向きに、生活習慣の改善に取り組めるでしょう。

なかには、生活習慣なんて見直さず好き勝手に暮らしたい、数値が悪くなったら薬で何とかすればいいと考える人もいるかもしれません。それならそれで、個々の人生観にしたがって生きればいいと思います。

女優の樹木希林さんのように、ガンになっても一般的な三大治療をほどこさず、天寿をまっとうされた方もいます。

しかし、どう生きるのかを判断するのは、自分の体や生活習慣病について、きちんと知ってからにしてください。

無知のまま「好きなように生きるんだ」と考えるのは、ただの無鉄砲です。症状がかなり進んでから、「こんなことになるなら、もっと早くに対処すればよかった」と後悔することにもなりかねません。

生活習慣病になりたくない、なっても薬にはなるべく頼らず、できるだけ「元気で長生き」を叶えたい――そう思うのなら、これから目指したいのは、**薬がいらない本当の健康体**です。

しかも、そんな健康体は、先ほど触れたような遺伝的な事情がない限り、100パーセント、自分の力で得ることができるのです。

「医師と上手につき合う」を習慣にする

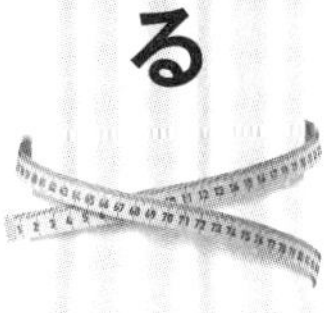

もし多くの病院で「悪い数値が出たら即、薬」となっているとしたら、それは医

師の責任が大きいと言わねばなりません。

医師には多くの「**治療ガイドライン**」があります。ある症状を診て、どう治療しようかと迷ったときに、1つの指針となるものです。

ガイドラインがあるおかげで、先進的な都市部と、遅れを取りがちな過疎地の医療格差がなくなり、医療の質が、可能な限り、全国的に均一に保たれています。そういうメリットがあることは事実なのですが、一方では問題もあります。

ガイドラインは、あくまでも治療の参考とするもの。そこに書かれているとおりにしなくてはいけないわけではありません。医師には、目の前の患者さんの治療方針を自分で決められるという「裁量権」があるからです。

ところが、ガイドラインが、一部の医師のなかでは「参考書」から「ルールブック」に読み替えられてしまっています。

医師に裁量権があるのは、相手にしているのが「人間」だからです。

相手が機械ならば、故障を直すには取扱説明書にしたがうのが一番です。

でも、人間の体は1人ひとり異なります。体のみならず、性格や、置かれている環境、経済的状況……こうしたすべてに鑑《かんが》みて、総合的に治療方針を考えることが医師の仕事であるからこそ、裁量権が認められているのです。

ここで、ガイドラインをルールブックとして使っている同業者を非難するのは、私の本意ではありません。

ぜひ覚えておいていただきたいのは、医師には裁量権というものがあり、医師と相談しながら薬を飲むという選択肢を避けることも、今飲んでいる薬を減らす方向にもっていくことも可能だということです。

前々項で、薬は飲まないに越したことはないと指摘しましたが、今、飲んでいる薬を独断で止めるのは危険です。

医師を信用するな、頼るなと言っているわけでもありません。

まず、薬はなるべく飲みたくないという意思表示ができる**「主体性のある患者」**になること。そして、患者の言葉にも耳を傾ける医師を探し、協力して薬を飲まないように、あるいは減らしていくようにもっていくのが理想です。

そして、万事うまくいって薬を飲まずに済んだり、薬と縁が切れたりしてからも、経過報告のために、3カ月に一度でも半年に一度でも通院してください。

こういっては身も蓋《ふた》もないのですが、医師という仕事は、患者さんがいなくては成り立ちません。

「薬は飲みたくない」と患者さんに言われたら「商売上がったりだ」と困ってしまうため、やむなく薬をすすめる医師もいるかもしれないということです。

ですから、「薬はいりませんが、ちゃんと通います。私の体のことを、末長く一緒に考えてください」という姿勢を医師に示すことも、じつは、薬を飲まずに済ませるためには大切なのです。

生活習慣病の治療とは、薬とつき合っていくことではなく、**医師とつき合っていくこと**なんだと考えてください。

突発的な症状を軽くしたいときだけに駆け込むのではなく、生活習慣病のことも含めて普段から自分の体のことを知っておいてもらい、変化があったら相談できる。そういう関係を医師と築いておくこともまた、健康長寿につながる習慣なのです。

生活習慣病と「最短でサヨナラする」法

生活習慣病は「肥満」に始まり、「肥満解消」に終わる――。

そういっても過言ではありません。

飢餓との戦いの時代を乗り越え、**飽食の時代になってはじめて、生活習慣病は登場**しました。

動物の体は「食べ物がない状態」に対応するために、エネルギーを溜め込むようにできています。人間の体も例外ではありません。

古くは狩猟採集の時代、そして稲作が始まり、文明らしきものが生まれてからも、人間は飢餓と戦ってきました。

狩猟民族は、獲物がとれなければ飢えてしまいます。農耕民族は作物を育てることで、ある程度、計画的に食べ物を得ていましたが、それも天候次第です。日照りが続いたり、雨が続いたりすれば、あっという間に飢饉に陥ります。

このように自然に左右されず、コンスタントに食べ物が手に入るようになったのは、たかだか100年や200年くらい前のこと。私たちの遺伝子には、それまでずっと、飢餓に対抗することで生命を維持してきた記憶が刷り込まれているのです。

いつでも食べ物が手に入る状態で、好き勝手に食べていれば、当然、エネルギーが体内で余ります。

でも、私たちの体は飢餓に対応するようにできているため、エネルギーが余ったからといって速やかに排泄されるわけではありません。

いつか来るかもしれない**飢餓に備えて、体はエネルギーを脂肪に変えて溜め込みます**。

加えて、文明が発達した現代では、格段に運動量が減っています。

たとえば、みなさんは、こんな暮らしをしていないでしょうか。

朝ご飯を好きなだけ食べてから、出かける準備をし、最寄り駅まで徒歩で向かい、

「生活習慣病マーチ」をくい止めよう

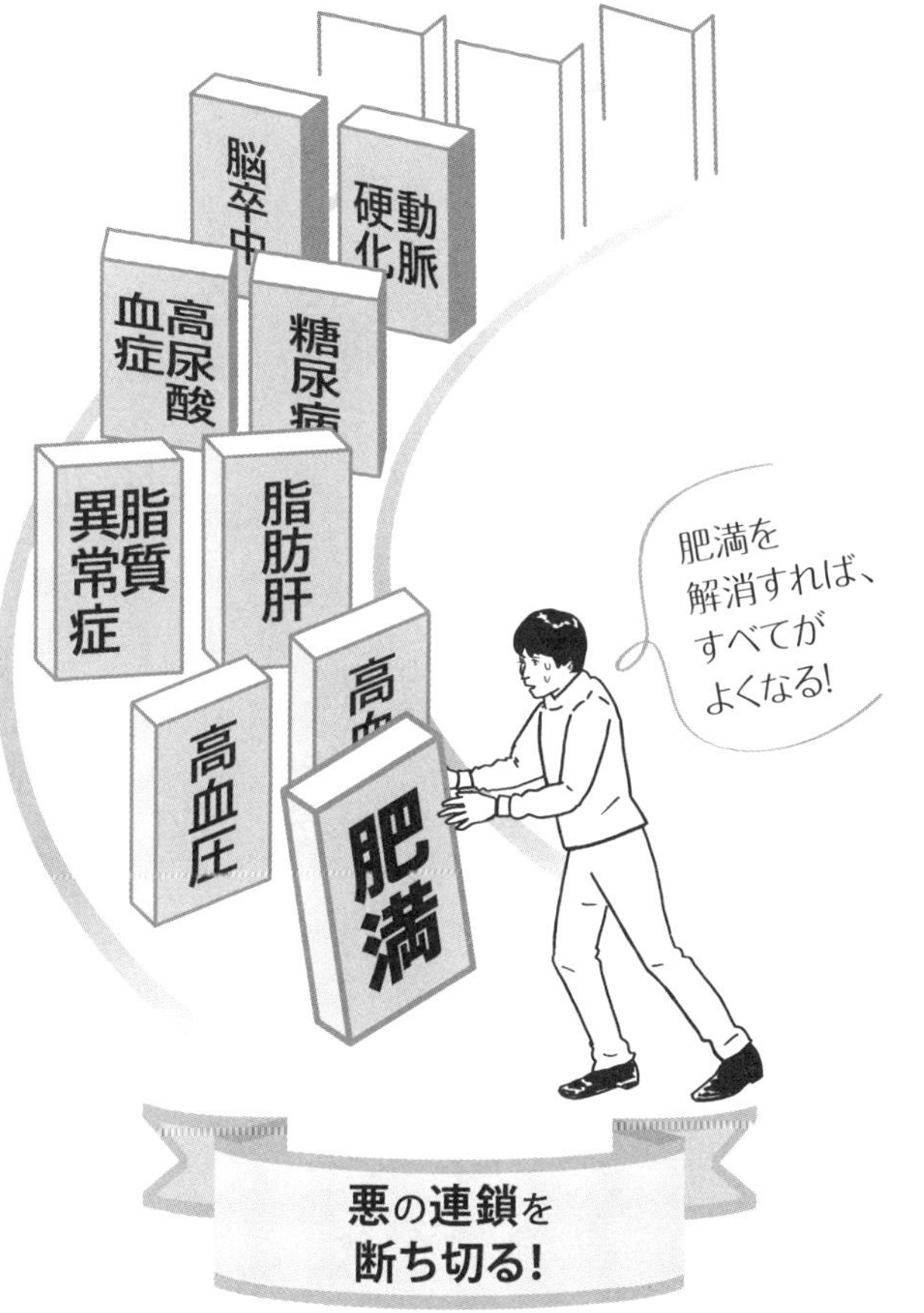

電車に乗る。

会社では、ほぼ座りっぱなしで仕事をし、ランチでも好きなものを食べ、15時ころに何となく口さみしくなってお菓子をつまむ。

会社帰りには、居酒屋で唐揚げや串揚げを肴にビールを飲み、締めにラーメンを食べて、電車で帰宅する。

そして、1日中、駅でも社内でもエレベーターやエスカレーターを使っている。

このように、たくさん食べて、ほとんど動かない。そんな生活をしていては、100パーセント太ります。

ちょっと極端な例だったかもしれませんが、似たり寄ったりの生活をしている人は多いはずです。

こうした生活こそが肥満の始まりであり、次々と血圧や肝臓の数値が悪くなる**「生活習慣病マーチ」**の始まりでもあるのです。

今より「ちょっとがんばる」だけで、どんどん健康になる！

肥満が、すべての生活習慣病の始まり——。

裏を返せば、**肥満さえ防ぐことができれば、生活習慣病の心配はほぼなくなる**ということです。

例外的に、肥満でもないのに血圧や肝臓や血糖の数値が悪くなってしまう人はいますが、大半は、肥満に端を発しています。

つまり、血圧や肝臓、血糖の数値がすでに悪く、薬を飲んでいるとしても、肥満を解消することで、薬から解放される可能性は十分にあるということです。

実際、胃ガンの手術で胃の半分をとったら、次々と生活習慣病の数値がよくなり、薬を飲まなくてもよくなってしまった、という患者さんもいます。

胃ガンになったこと自体は喜べませんが、手術を経て強制的に食べる量が減り、肥満が解消されたことで、生活習慣病が治ってしまったのです。

前項でもお話ししたように、私たちの体には、飢餓に対応する機能はあっても、肥満に対応する機能はありません。エネルギーが余ったら、余っただけ溜め込まれるわけですから、よほど自分で意識して、肥満を避けなくてはなりません。

現代人は、**何もしなければ基本的に太る**。

この前提で対処をしていきましょう。

肥満の危険信号がともっている人は、「**ちょっとがんばる**」こと。今のままの生活を続けていたら、確実に肥満になりますから、今から生活習慣を見直して、安心なレベルにもっていく努力が必要です。

すでに肥満になっており、血圧や肝臓、血糖の数値が悪く、しかも薬も飲んでいる人は、「もうちょっとがんばる」必要があるでしょう。

肥満を解消し、薬が必要なくなったら、「ちょっとがんばる」を続け、健康を維持してください。

がんばるといっても、激しい運動やカロリー制限をするわけではありません。のちほど詳しく説明しますが、食べ方を工夫したり、体を動かす習慣を身につけたりして、徐々に肥満を解消していくことが一番大事です。

「ローリスクで長生き」が一番いい

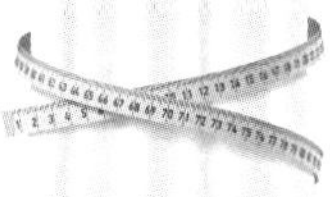

健康診断の数値には、ご存じのとおり「**基準値**」があります。
たとえば、血圧なら「上（収縮期血圧）」が１４０mmHg、「下（拡張期血圧）」が90mmHg、中性脂肪なら30～１４９mg／dlといった数値です。
これは「この数値を外れたら要注意」という基準となるものであって、「１項目でも、少しでも外れたら、すぐに病気になる」という意味ではありません。

「血圧が高すぎると言われた」
「血糖値が高めで糖尿気味と指摘された」

このように、医師の言葉を気にする人も多いことでしょう。

でも、**基準値から外れている数値が1項目**だけ、あるいは**少し外れているだけならば、薬剤治療に入るのは早計**と考えるべきです。即効性のある薬で対処するほど、切迫した状況ではないからです。

たとえば脂質異常症の一種である高コレステロール血症には、「スタチン」というよく効く薬があります。

医師が参照するガイドラインでも、「LDLコレステロールが基準値の140を越えたらスタチンの使用を検討する」といった主旨のことが書かれており、ガイドラインに忠実な医師であればあるほど、そのとおりに薬を処方します。

でも私は、ほかの数値が基準値以内ならば、たとえLDLコレステロールが160であっても、とりあえずスタチンは必要ないと考えています。

逆に、明らかに肥満で、高血圧、高血糖も見られる患者さんや、すでに脳梗塞などを患《わずら》ったことがある患者さんには、スタチンを処方します。

1つの数値を見ただけでは、投薬が必要かどうかは判断できないのです。

このように、1つリスクが見つかったら、ほかのリスクの数や深刻度も踏まえて治療方針を判断する。生活習慣病においては、「**トータルリスク**」で考えるという視点が欠かせません。

ここでいうリスクとは、

1、肥満
2、高血圧
3、脂質異常症
4、脂肪肝
5、糖尿病（高血糖）
6、高尿酸血症

これらの生活習慣病に、

7、喫煙
8、過度な飲酒
9、ストレス
10、遺伝（家族の病歴）

——という生活習慣上のリスクや遺伝性のリスクを加えた10項目です。

すでに指摘したように、現代人は、何もしなければ太ります。とくに年を重ねるとエネルギーの燃焼力が下がるため、余計に太りやすくなります。

すると、肥満に始まるほかの生活習慣病——高血圧、脂質異常症、脂肪肝、糖尿病、高尿酸血症のリスクも高まります。

また、年を重ねるほどに血管も老化します。たとえ肥満でなくても、加齢によって血管は硬くなり、血圧が上がりやすくなります。

健康は「トータルリスク」で考える

リスクはいくつある？

- □ 1.肥満
- □ 2.高血圧
- □ 3.脂質異常症
- □ 4.脂肪肝
- □ 5.糖尿病（高血糖）
- □ 6.高尿酸血症
- □ 7.喫煙
- □ 8.過度な飲酒
- □ 9.ストレス
- □ 10.遺伝（家族の病歴）

↓

リスクが1つならば、薬はいらない。
リスクが複数重なると要注意！

ローリスクで長生きを目指そう！

このように、加齢、老化現象という避けられない要因がある以上、死ぬまで完全にクリーンな体でいることは不可能と言っていいでしょう。

そこで必要なのは、リスクをゼロにすることではなく、**なるべくローリスクで生きていく**という発想です。

テレビやネットには危機感を煽《あお》る情報があふれていますが、自分が抱えているリスクも知らずに、闇雲に恐れるのはナンセンスです。

健康意識が高くなるのはいいことです。

でも、それが行きすぎてゼロリスクにこだわってしまうと、少しでも数値が悪かったら薬を処方してもらうとか、極端なダイエットに走るといった誤った発想になりかねません。

いちいち数値に神経質になってストレスに苛《さいな》まれては、それこそ本末転倒です。

たとえば、加齢とともに血圧が高くなってきた――。これだけなら「シングルリスク」です。薬は飲まずに生活習慣に注意していけば、シングルリスクを深刻化させないまま、元気に長生きすることも叶うでしょう。

このようにゼロリスクではなく、**ローリスクで長生きすることが「健康長寿」**なんだと考えてみてください。

しかし、高血圧に肥満や脂肪肝、さらに過度な飲酒や喫煙などの生活習慣が重なれば「マルチリスク」です。こうなると、多少は薬も使いながら、生活習慣を正す努力が必要です。

これは本来、医師が判断すべきことなのですが、すでに指摘したように、「基準値を超えたら即、薬」というガイドライン至上主義の医師も少なくありません。

自分の体を守るためには、「先生、私はたしかに高血圧ですが、ほかのリスクは低いように見受けられますので、しばらく生活習慣の改善で数値を正常化できるよう、がんばってみたいです」などと、はっきり意思表明する勇気も必要です。

前に述べた「主体性のある患者」になるためにも、まず自分自身が、どれくらいのリスクを抱えているのかを自覚し、そのうえで医師と向き合っていってください。

「両親が太っている人」は、なぜ太りやすい？

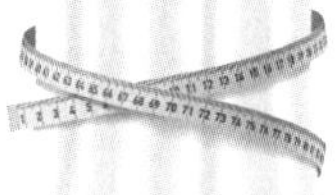

太りやすい、血圧が高くなりやすい、コレステロール値が上がりやすい……。

「体質」という言葉はとらえ方が難しいのですが、遺伝と生育環境によって、ある数値が悪化しやすい体になるというのは、ありうる話です。

生育環境によって作られた体質は後天的なものです。生活習慣を変えることで、**今からでも十分、変えることができます。**

たとえば、双子の兄弟のうち、1人は両親と一緒にハワイで育ち、カロリーの高い食生活を送った。もう1人は日本の親戚に育てられ、主に和食を食べて育った。

そして20年経ったら、双子なのに体型がまったく違っていた、というのは有名な話です。

両親が肥満だったら、その子どもたちも高確率で肥満になります。遺伝的な体質も無関係ではないのかもしれませんが、それ以上に、食生活などの生育環境が影響しているということが、今の例からもわかるでしょう。

太っている両親は、そもそも**太るような生活習慣**をもっており、その両親に育てられる子どもたちも、また同様の生活習慣をもつことになる。だから太るというわけです。

このように、**あとから作られた体質ならば、あとから変えることができます**。

一方、遺伝に関係する部分は先天的なものであり、残念ながら、自分では変えることはできません。しかしそれでも、諦める必要はないのです。

仮に、お父さんもおじいさんも大腸ガンで亡くなっているとしましょう。

では、その家系にある自分も、大腸ガンで死ぬ運命にあるのかといえば、そうとは言い切れません。

肉を食べすぎない、発酵食品や野菜をたくさん食べる、運動習慣をもつなど、腸内環境を良好に保つ努力によって、大腸ガンのリスクは下げられるからです。

たしかに、遺伝という、自分では操作不可能なディスアドバンテージは背負ってしまっています。それでも健康的な生活習慣を保てば、そのリスクは限りなく低減させることができるのです。

前に挙げた「リスク」の10項目にも、遺伝（家族の病歴）が入っていましたね。家族の病歴といっても、把握するのは、**両親、両親の兄弟、祖父母くらいで十分**です。

すでに亡くなっているとしたら、事故死などは除いて、どんな症状で亡くなったのか。

健在ならば、どんな症状を抱えているのか。

たとえば、糖尿病が多い家系だとわかったら、とくに高血糖には注意が必要かもしれません。

このように、自分が遺伝的に、どんなリスクのあるグループに属しているのか、ということも含めて生活習慣改善の戦略を立てていきましょう。

毎日、「体重計に乗る」だけで、自然にやせていく

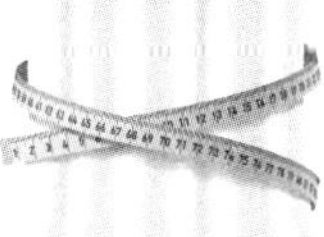

生活習慣病に対処していくためには、まず**自分の体を知る**ことが欠かせません。

血糖値や肝臓の数値、尿酸値などは、年に一度の血液検査で知るのみですが、血圧と体重ならば、自宅で簡単に測ることができます。

「私の指導にしたがって、自分の体は自分で管理してくださいね。どうしても数値がよくならなければ薬にしましょう」

私がつねづね、患者さんに話していることです。

そのかいあってか、私のクリニックには、薬を処方してもらうためではなく、年に1回は健康診断のため、さらに月に1回は血圧や体重の記録を私に見せるためだけに、来院される患者さんもいます。

薬に頼らずに数値を正常化させ、しかも、その後も自己管理を怠っていないという、私の考える理想型です。

ぜひみなさんも、自宅で**体重と血圧を測る習慣**をもってください。

車だって、2年に1回の車検で不具合がないかチェックします。ましてや大切な自分の体をチェックするのに、年に1回の会社の健康診断だけというのは足りなすぎます。

車と違って、体は、不具合のある部品を取り替えれば元どおりとはいきません。マメに状態をチェックし、深刻な不具合が起こる前に対処していきましょう。

できれば毎日、それが難しければ**週に1回程度、測るのでもかまいません**。いずれにせよ、経過を比較することが重要なので、体の条件をそろえるために同じ時間帯に測ることをおすすめします。

こうして積み重なるデータこそ、ご自身の健康増進に役立つ、世界に1つの貴重な黄金データとなります。

昨日より「体重500グラム減」であれば大成功！

体脂肪や骨格筋量などまで測れる高性能な体重計もありますが、単純に体重を測るだけでかまいません。

体重が増える理由は、筋肉と脂肪のどちらかが増えたということです。とはいえ、体重増加につながるほどの筋肉増量は、激しい筋肉トレーニングをしなければ起こりません。

つまり、「かなり筋トレをがんばったな」という心当たりがない限り、体重増加は脂肪の増加を示しており、肥満が進んだと見るのが正解なのです。

体重を追っていれば、ほぼ100パーセント、肥満度の変化をキャッチできるということです。

また、体重を毎日測っていると、**「前日の食事量や運動量」を自分で評価する**ことができるというのも、大きなメリットです。

たとえば、朝一番に体重を測ったら、昨日の朝より500グラム増えていたとしましょう。昨日の朝からの変化ですから、昨日1日のなかに、何かしら「プラス500グラムになる要因」があったということです。

考えられるのは、エネルギーのとりすぎか、エネルギーの使わなさすぎか、つまり食べすぎか運動不足かのどちらか。ならば、今日1日は、食べる量を控えるか、運動量を増やすか、してみればいいのです。

そこで、ちょっと食べるのを我慢して、翌日の朝、体重がマイナス500グラムになっていたら「我慢したかいがあった」と小さな達成感を味わえます。

変化が見られなかったら、「食べるのを減らすより、運動量を増やしたほうが効果的なのかな」と、試すことができます。

このように、自分自身の体で、どの方法がもっとも減量に効果的なのかを実験できます。**体重を見ながら生活習慣を調整する**のは、ネットで数多《あまた》のダイエット情報を調べたりするよりも、はるかに簡単で確実な方法なのです。

年に一度、会社の健康診断で体重計に乗り、何キロも増えていて真っ青になるくらいなら、マメに体重計に乗ること。そうすれば、食べ方や動き方の微調整を積み重ね、より少ない努力で肥満とサヨナラできるというわけです。

自分の「本当の血圧」を知ってますか？

血圧も、簡単な計測器を購入すれば、自宅で毎日、測ることができます。

前にも少しお話ししましたが、血圧は環境の変化によって、簡単に上下するものです。**病院で測る血圧が、自分の普段の血圧だと思わないほうがいい**、といっても過言ではありません。

現に、病院で測った血圧が基準値を超えていたため、ガイドラインにしたがって血圧降下剤を処方された高齢者が、急激に血圧が下がって自宅で倒れてしまった、といった話も珍しくありません。

たまたま病院で血圧が上がったところを計測されただけで、普段の血圧はそれほど高くなかったのです。

日ごろから血圧の記録をつけていれば、こうした事態も防ぐことができます。医師に高血圧と診断されても、検診で一時的に血圧が上がっただけなのか、本当に高血圧なのか、その場で判断がつくからです。

血圧の記録を見せながら、「先生、これが私の普段の血圧なのですが、本当に薬は必要でしょうか？」「先生、ここまで血圧が正常化してきているので、薬をやめてみたいのですが」などと言えば、かなりの説得力がありますね。

最近は、体重や血圧をスマートフォンに記録してくれるアプリもあります。私も毎日、使っています。手帳につけるのが面倒だという人は、そういうものを利用しながら、まず、自分の体をマメにチェックすることから始めてください。

2章

生活習慣病の「正体」って、そもそも何？

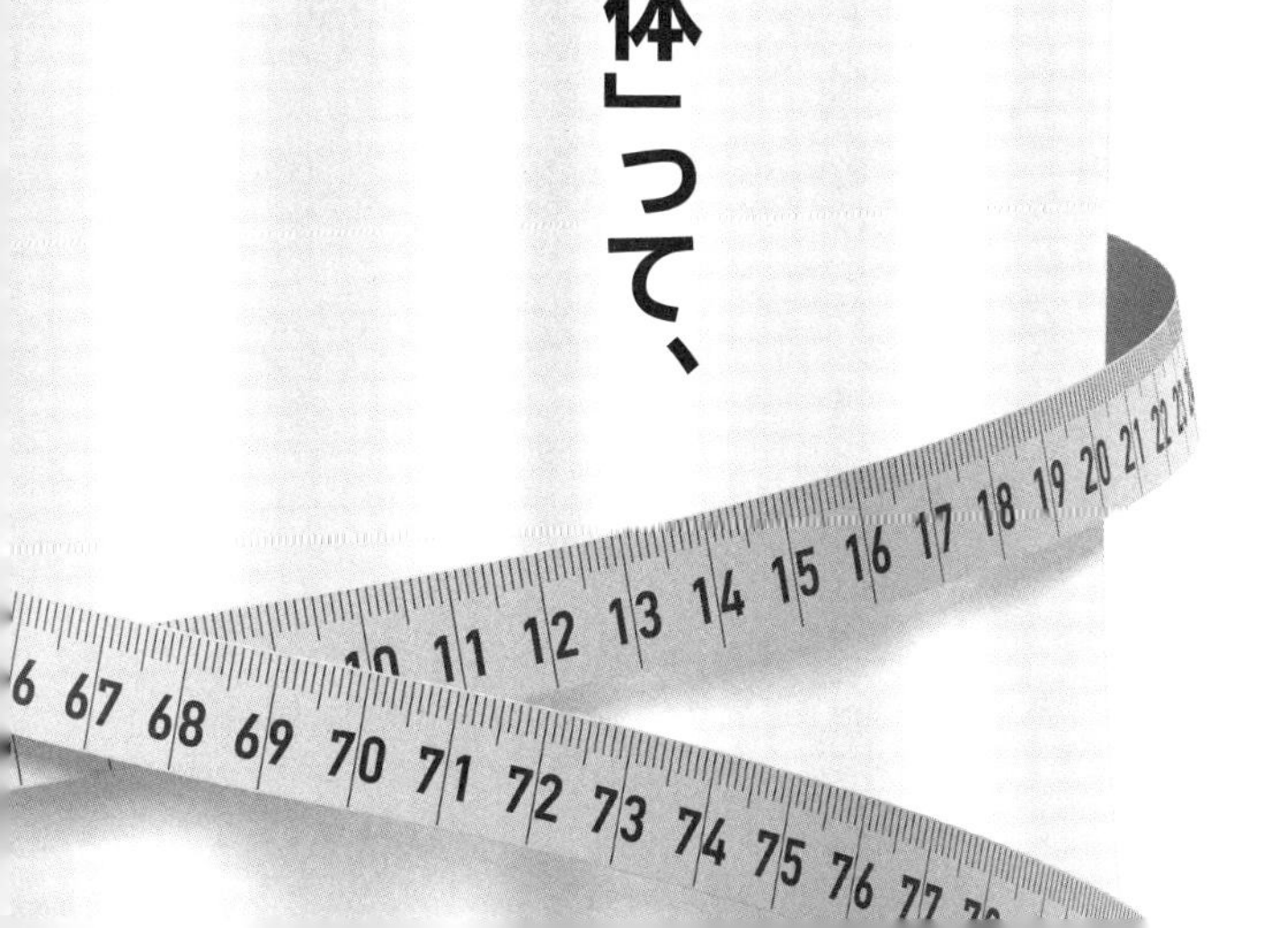

肥満――生活習慣病は「ポッコリお腹」から始まる

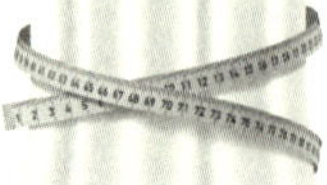

生活習慣病は、生活習慣によって生まれる病気。

「病」とついていても、基本的には薬は必要なく、自分の力で治せるという意味では、「**生活習慣病は病気ではない**」と言ってもいいでしょう。

では生活習慣病は何かというと、「リスク」です。放っておけば命に関わる病気につながりかねない諸症状なのです。ですから、病気ではないと言っても、深刻に受け止め、早め早めに対処することが、健康長寿につながります。

効果的な策を講じるには、まず「敵」の本性を知ることから。ここでは、それぞれの生活習慣病がいかに起こるのか、メカニズムを簡単に説明しておきましょう。

まず、**気をつけたいのは「肥満」**です。

肥満とは、お腹の中の内臓に溜まる内臓脂肪や、皮膚の下に溜まる皮下脂肪がたっぷりついている状態を指します。体についている脂肪を総称して「体脂肪」といいます。

肥満になると、すべての生活習慣病が始まる——高血圧、脂質異常症、脂肪肝、糖尿病、高尿酸血症になるきっかけは、肥満であると心得ておいてください。

肥満は、分厚い脂肪が体についている状態なので、鏡の前に立てば一目瞭然です。もちろん体重にも如実に表れます。

男性の場合は、鏡の前に立って、若いころより胸のあたりの「大胸筋」が薄くなり、代わりにお腹がポッコリ出ていたら肥満のサインです。

女性は、妊娠・出産に備えて、お腹周りに皮下脂肪がつきやすくなります。つまり、女性の下腹がふくよかになるのは自然なこと。とはいえ、よく中年の女性が「重力でお腹の肉が下がってきたから、お腹がポッコリしてきた」なんていうのは、都合のいい解釈です。

女性も、若いころと比べて、お腹周りのサイズが増してきているのなら、肥満対策を始めたほうがいいでしょう。

高血圧、脂質異常症、脂肪肝、糖尿病（高血糖）、高尿酸血症は、すべて血液中で起こる症状であり、見た目にはわかりません。

一方、肥満は、見た目や体重という、わかりやすいところに表れます。

すべての生活習慣病のリスクを高める肥満が「目で見て取れる」というのは、ありがたいことと言うべきでしょう。体型や体重の変化に意識を向け、早めに対処を始めれば、**すべての生活習慣病の予防も改善も可能になっていく**のです。

また、肥満になると、体重が増えたせいで膝や腰への負担が増し、膝痛や腰痛が起こりやすくなります。

体が重くなり、膝や腰が痛くなると、ますます動くのが億劫になり、活動量が減るとますます肥満が加速し、さらにすべての生活習慣病のリスクが高まる。このように、やはり肥満は諸悪の根源と言えます。

もちろん、肥満を解消すれば、膝や腰への負担が減り、「年のせいか……」と諦めがちな痛みからも解放される可能性は高いと言えます。

安全圏は「20代のころの体重プラス10キロ」以内

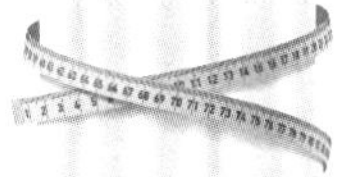

肥満のリスクを測るもっとも簡単で確実な方法は、体重を測ることです。

体重の目安は、厚生労働省が出している「標準体重」がわかりやすいのですが、私は、それだとちょっと厳しすぎると考えています。**標準体重の5パーセント増しくらい**と考えておくといいでしょう。

標準体重は、「22×身長（メートル）×身長（メートル）」で算出します。

たとえば身長１７０センチの人だと、22×1・7×1・7＝63・58キロが標準体重となりますから、プラス5パーセントだと約66・8キロ。これを上回る体重ならば、肥満が始まっているということです。

ただし、人の体は千差万別であり、今、述べた「標準体重＋5パーセント」というのは、あくまでも1つの目安にすぎません。

標準体重以下であっても、体重が増加傾向にある人、とくに**20代と比べて体重が10キロ以上増えている人は、要注意**です。

年をとると、体を動かさなくてもエネルギーを消費する「基礎代謝」の機能が落ち、どうしても太りやすくなります。

ですから、年をとって体重が増えるのは自然の摂理と言ってもいいのですが、それにも限度があります。そこで許容範囲かどうかの分かれ目となるのが、20代のころの体重プラス10キロということです。

20年や30年の間に勝手に筋肉が増えて、10キロもの体重増につながったとは考えにくいでしょう。

つまり、着実に脂肪が増えているということです。標準体重以下であっても、肥満に始まる生活習慣病のリスクが高くなっていると見るべきなのです。

生活習慣病の正体

肥満

基準値　標準体重＋5％

※著者の見解による

標準体重＝「22×身長（m）×身長（m）」
身長170cmの人は「22×1.7×1.7」＝63.58kg
63.58kg × 5％ ＝ 3.179kg
つまり、約66.8kgが目安

体の状態　内臓脂肪や皮下脂肪がたっぷりついた状態。

原因　食べすぎ、飲みすぎ、運動不足。

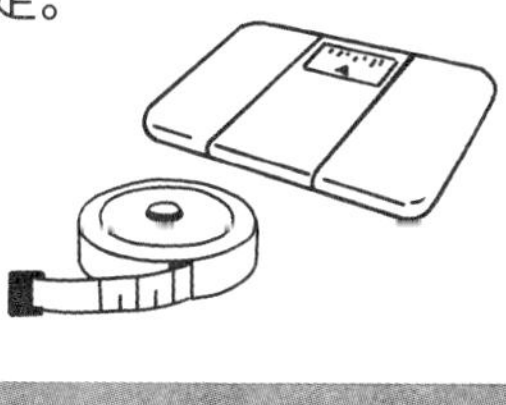

高血圧――「肥満の人」は、なぜ血圧が高くなる？

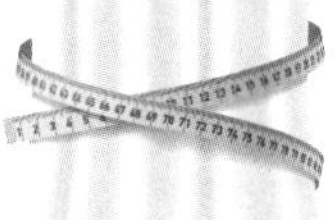

生活習慣病は現代に特有の病気です。

高血圧も例外ではありません。

高血圧とは、**血液が血管に与える圧力が「高すぎる」**という症状。基準値は140㎜Hg／90㎜Hgで、これを超えると高血圧と診断されます。

血管の健康は若さや長寿に大きく関わっています。高血圧は血管に負担をかけ続けることで血管を老化させ、動脈硬化から心筋梗塞、脳卒中といった重大な病気のリスクを高めます。

では、なぜ現代になって高血圧が増えているのでしょうか。主に、2つの要因が考えられます。

1つは、高血圧の主原因の1つである**塩分の摂取量が増えた**ことです。

その昔、塩は貴重品でした。ところが今は、塩が手軽に手に入るため、ふんだんに料理に使われるようになっています。

塩分は体に必要な成分ですが、必要以上の塩分が血液中にあると、体は、血液を適切な濃度に調整するため、水分をより多く取り込みます。結果、血管中を流れる血液量が増え、血管への圧力が増す、つまり血圧が上がるというわけです。

2つめの要因は、**肥満**です。

なぜ肥満が高血圧につながるかというと、まず、太っている人は食べる量が多く、したがって料理に含まれる塩分の摂取量も多いと考えられるからです。

さらに、一度にたくさん食べると、膵臓からインスリンというホルモンが大量に分泌されることも関係していると考えられます。

インスリンは、細胞への糖の取り込みを促すホルモンですが、興奮や緊張を司る交感神経を刺激します。交感神経が優位になると、血管が収縮します。

また、インスリンは、腎臓で血液がろ過され、尿となったナトリウム（塩分）を、体内に再吸収するように作用します。

つまりインスリンが大量に分泌されると血管が狭くなるため、さらには血中の塩分濃度が高くなって水分も増えるため、食べすぎて肥満になっている人は、高血圧になりやすいのです。

また、後ほど説明する**脂質異常症**、つまり高中性脂肪、高ＬＤＬコレステロールも高血圧につながります。

肥満の人は、たいていは中性脂肪もコレステロールも高くなっています。どちらとも体に必要なものですが、血中濃度が高くなると、血液がドロドロになります。

すると、中性脂肪やコレステロールが血管壁にこびりつき、蓄積していきます。こうして**血液の通り道が狭くなる**ため、血圧が高くなります。

今、見てきたように、現代人に高血圧が多い直接的な原因は「塩分過多と肥満」の２つなのです。

そして**高血圧と動脈硬化は、互いに原因であり結果**です。

動脈硬化は、血管壁が分厚くなったり、硬くなったりした状態のこと。加齢によ

生活習慣病の正体

高血圧

基準値

上の血圧 140 mmHg
下の血圧 90 mmHg

上の血圧 = 収縮期血圧　下の血圧 = 拡張期血圧

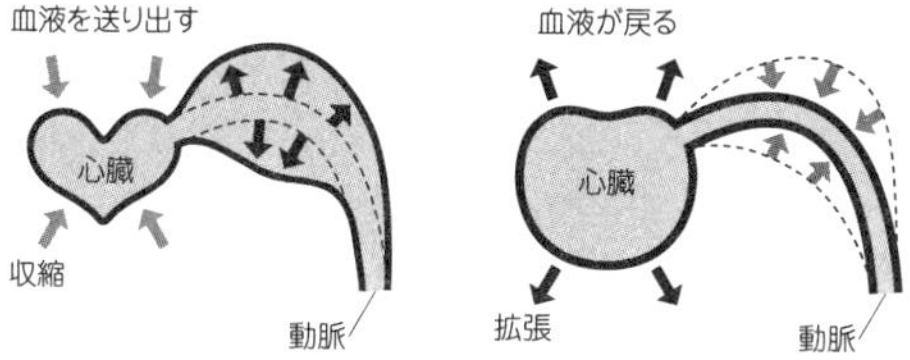

体の状態

血管に負担をかけ続けることで血管を老化させる。

原因

塩分のとりすぎ、肥満、脂質異常症。

ってしなやかさを失うのも動脈硬化ですし、中性脂肪やコレステロールの蓄積によって血管壁が分厚くなるのも動脈硬化です。

加齢などによって動脈硬化になれば高血圧になるし、高血圧になれば、血管に負担がかかり続けることで動脈硬化が進みます。どちらから出発しても、健康を害する悪循環であることには変わりありません。

硬くなった血管は破けたり、詰まったりしやすいため、高血圧と動脈硬化の先に待ち受けるのは、脳卒中や心筋梗塞です。

仕事中や通勤中に急に倒れて病院に運び込まれ、そのまま死に至る。命は助かっても、半身に麻痺が残るなど、重い後遺症が残る……。

いずれも珍しいことではありません。

そうならないためには、**塩分を控え、肥満を解消する**こと。これらに気をつけて、老化による高血圧だけにとどめれば、「元気で長生き」も十分可能です。具体的な方法は、3章と4章でお話しします。

「下の血圧が90以上の人」は、動脈硬化に要注意!?

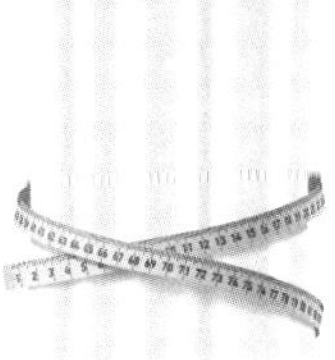

血圧というと「上が１４０を越えたらマズイ」というイメージが強いと思いますが、じつは**「下」の血圧も無視できません**。

血液は、心臓のポンプ力によって全身の血管を巡っています。

心臓は血液を力強く送り出すだけではなく、ドックン、ドックンと、血液を送り出しては戻し、送り出しては戻し、という動作を繰り返しています。送り出すだけでは、血液はスムーズに全身を巡ることができないからです。

これには、動脈のしなやかさも欠かせません。心臓が血液を送り出すときには、心臓がギュッと収縮し、動脈がふくらみます。次に血液が戻るときには、心臓がふくらみ、動脈が元の太さに戻ります。

このように、心臓が収縮したら血管はふくらみ、心臓がふくらんだら血管は元に戻る、という心臓と動脈の絶妙な共同作業によって、血液は滞りなく、スムーズに全身を巡っているのです。

血圧の「上」と「下」というのは、こうした心臓と血管の連携プレイから生じているものです。心臓が収縮し、**血液を力強く送り出したときの血圧が「上」**、心臓がふくらみ、**血液が戻るときの血圧が「下」**です。

そのため、専門的には「上」の血圧は「収縮期血圧」、「下」の血圧は「拡張期血圧」と呼ばれます。

健康な体であれば、送り出すときの「上」の血圧は１４０、戻るときの「下」の血圧は90。上の血圧が１４０を超えると危険信号ということは、説明しましたね。

では「下」の血圧が高いのも問題とは、どういうことでしょうか。

先ほど見たように、下の血圧は、心臓がふくらみ、動脈が元の太さに戻るときの数値です。

そこでは90くらいにまで下がって当然なのに、90以上の数値が続くとしたら、それは、**動脈が十分にふくらまず、元に戻ってもいない**ということ。つまり、古く硬くなったホースのように、動脈がしなやかさを失っていると考えられます。

もちろん上の血圧が高すぎるのも問題ですが、**下の血圧が高いほうが、じつは動脈硬化が進んでいるサイン**と言えるのです。

今までは「上」の血圧ばかり見ていたかもしれませんが、これからは「下」の血圧にも注目してください。

脂質異常症――血栓の元になる「中性脂肪」に気をつけよう

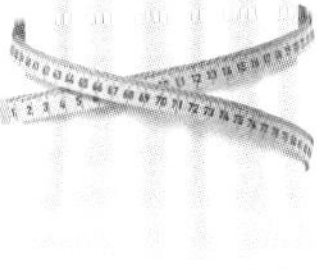

脂質異常症は、かつては「高脂血症」と呼ばれていました。

高脂血症のほうが馴染み深い人も多いと思いますが、血中のＬＤＬコレステロール濃度が高すぎること、中性脂肪濃度が高すぎることに加えて、ＨＤＬコレステロール濃度が「低すぎる」ことも問題視されるようになりました。

そのため、今では「高ＬＤＬコレステロール血症」「低ＨＤＬコレステロール血症」「高中性脂肪血症」を総称して脂質異常症と言われています。

とくに注意したいのは中性脂肪。基準値は30〜１４９㎎／dlです。

長年、敵視されてきたコレステロールについては次項で説明するとして、ここでは中性脂肪についてお話ししておきましょう。

よく中性脂肪は「お財布のなかのお金」、内臓脂肪は「普通預金」、皮下脂肪は「定期預金」にたとえられます。

お財布のなかのお金は日常的に使うように、血中を流れる**中性脂肪は、体のエネルギー源**としてつねに利用されています。

たとえば、お昼に食べたおにぎりは、体内で分解され、中性脂肪へと作りかえられます。その中性脂肪は夜までの間にエネルギーとして消費されます。このままではエネルギー不足になってしまうため、私たちは空腹を感じるのです。

中性脂肪の基準値は、１デシリットル中の中性脂肪をカウントしたものです。体内の血液は5～6リットルですから、基準値の149㎎／dlだと約7・5グラムの中性脂肪が全身の血液に乗って流れていることになります。

ところが、食べすぎて、血中の中性脂肪が増えすぎると、体内で利用しきれません。余った分は、どこかに貯めておかなくてはいけなくなります。そこでまず「普通預金」の内臓脂肪となり、それも余ると「定期預金」の皮下脂肪になります。

定期預金は簡単には引き出せませんが、普通預金はすぐに引き出せますね。それと同じく、皮下脂肪を落とすには時間と努力が必要ですが、**内臓脂肪は、生活習慣を改善すれば比較的すぐに落とせます。**

内臓には血管が多く張り巡らされており、内臓についた脂肪は血液へと取り込まれて活用されやすいからです。血中の中性脂肪が過剰な状態をなくせば、段階的に内臓脂肪が使われていくというわけです。

中性脂肪はエネルギーの材料の1つであり、体に必要なものです。必要だからこそ、血液中を流れて体中の細胞に届けられているわけですが、必要の限度を超えると血管壁にこびりつき、動脈硬化を進行させます。

ひとことで言えば、**中性脂肪は血管を老化させる**のです。血管の若々しさと寿命の長さは明確に比例するため、中性脂肪は寿命を短くすると言っていいでしょう。

さらに、血中で過剰になった中性脂肪は、血栓の元になる塊（プラーク）になります。この塊が脳の血管で詰まれば脳梗塞、心臓の血管で詰まれば心筋梗塞を引き起こします。

脂質異常症（高中性脂肪血症）は、このように、最悪、死に至る発作を招きかねない、深刻な症状なのです。

「コレステロールには、神経質にならなくていい」

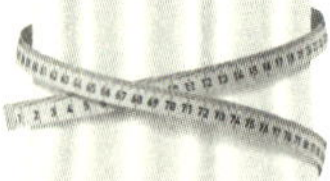

「血液ドロドロ」の象徴のようにして、ずっと敵視されてきたコレステロール。

厳密に言うと、血中のコレステロールには、「ＨＤＬコレステロール」と「ＬＤ

Lコレステロール」の2種類があります。

HDLコレステロールの基準値は男性で40～86㎎／dl、女性で40～96㎎／dl。

LDLコレステロールの基準値は男女ともに70～139㎎／dl。

HDLコレステロールが基準値より低い場合、LDLコレステロールが基準値より高い場合にも、脂質異常症と診断されます。

とくに一般的に敵視されがちなのは、LDLコレステロールのほうでしょう。現にHDLコレステロールは「善玉」、LDLコレステロールは「悪玉」と呼ばれていますが、これらは**体内で別々の役割を担っており、ともに体に必要**なのです。

簡単に説明しておくと、まず、コレステロールは肝臓で合成され、ホルモンや細胞膜などの材料になります。

この材料を血液に乗って肝臓から全身へと運んでいるのがLDLコレステロール。そして体内で余ったコレステロールを血液に乗って回収し、肝臓へと運んでいるのがHDLコレステロールです。

HDLコレステロールが低すぎると、血中のコレステロールが回収されないままになり、まさに血液ドロドロの状態になります。

一方、ＬＤＬコレステロールが低すぎると、「材料不足」によって体のさまざまな機能を担っているホルモンが足りなくなったり、血管壁の細胞がもろくなって血管が裂け、脳出血などのリスクが高くなったりします。

たしかに、高ＬＤＬコレステロール血症は動脈硬化を進行させる一要因です。でも、ＬＤＬコレステロールも体に必要なものであり、低ければ低いほどいいわけではありません。

そのため、ＬＤＬコレステロール値と死亡率のグラフは、正比例ではなく、ゆるやかなＪカーブになります。**高すぎても低すぎても死亡率は上がり**、ちょうどいい中間の値でもっとも死亡率が下がるというわけです。

また、コレステロールは肌や髪の潤い、ツヤの元でもあるため、その運搬係であるＬＤＬコレステロールが**不足すれば、見た目の老化も一気に進んでしまいます。**

たとえば、ベジタリアンには、体は細くても、肌はカサカサ、髪はパサパサという人が多く見られます。これは要するに、動物性脂肪をカットしているせいで、潤

生活習慣病の正体

脂質異常症

基準値	中性脂肪	30~149mg/dl
	LDLコレステロール（男女ともに）	70~139mg/dl
	HDLコレステロール（男性）	40~ 86mg/dl
	HDLコレステロール（女性）	40~ 96mg/dl

体の状態　血液中に中性脂肪やコレステロールが増えすぎて、血液ドロドロ、血管がもろくなる。

原因　食べすぎ、運動不足、肥満。

いやツヤの元であるコレステロールが足りていないからなのです。

では、より長寿で、見た目にも若々しくいられるＬＤＬコレステロール値とは、どれくらいでしょうか。

ＬＤＬコレステロールの基準値は１４０mg／dl。以前は１２０だったものが１４０に引き上げられたのも、コレステロール敵視が和らいだ証《あかし》といっていいでしょう。１４０を超えると動脈硬化が進行しやすくなります。

ただ、なんと厄介なことに、**高コレステロール血症は、生活習慣の改善では、ほぼ治すことができない**のです。

以前は、コレステロールの高い食べ物を避けることが先決とされていました。「卵は１日１個まで」などと言われていたのも、コレステロール対策のためです。

しかし今では、食べ物のコレステロールを避けるという方法は、高コレステロール血症の対処法として、あまり効果的ではないことがわかっています。

なぜなら、**ＬＤＬコレステロールの８割は、体内で合成される**ことがわかってきたからです。極端なことを言えば、低コレステロールの炭水化物だけを食べていても、体内で分解され、コレステロールへと作りかえられます。

つまり、食べ物から取り入れるコレステロールが、血中のＬＤＬコレステロールの増加に影響するのは、ほんの２割程度ということ。

仮に高コレステロール血症と診断され、**食べ物のコレステロールをすべてカットしたとしても、大してＬＤＬコレステロールの低減にはつながらない**というのが、最近の医療界の常識になりつつあるのです。

ＬＤＬコレステロールには、スタチンという非常によく効く薬があるため、すぐに処方したがる医師が多いことも事実です。

薬を出せば医師も製薬会社も儲かるため、医療界が必要以上にコレステロールの病気を作り出しているという一面も否めません。そう考えると、基準値が１４０に引き上げられたのは画期的なことでした。

それでもガイドラインにしたがう医師にかかれば「ＬＤＬコレステロールが１４０を超えたら即、薬」です。ここでも、やはり「主体的な患者」を意識していただきたいと思います。

前に、生活習慣病はトータルリスクで考えよう、という話をしました。

すでに肥満や脂質異常症がかなり進んでいるとか、遺伝的に体内でコレステロールが合成されやすい（家族性高脂血症）といった「マルチリスク」を抱えている人や、心筋梗塞などを患ったことがある人は、食べ物から取り入れるコレステロールすらも危険です。生活習慣の見直しと薬剤療法が必要でしょう。

しかし、こうしたリスクがなければ、ひとまず**ＬＤＬコレステロールは、薬を使ってまで下げなくてもいい**と考えてかまいません。

私も、高ＬＤＬコレステロール血症で、ほかにリスクがない患者さんには、薬という選択肢も示しつつ、食事と生活の指導に重きをおきます。

肥満が見られる患者さんには薬を処方し、「これをやめるには、生活習慣を改善することです」とお伝えすることもあります。

前にもお話ししたとおり、毎日、「嫌だなあ」と思いながら薬を飲んでいると、「これをやめるには、やせればいいんだ」という具合に、生活習慣を改善するモチベーションにつながるからです。

また、薬の代わりに、ＬＤＬコレステロールをゆるやかに下げる効果のあるＥＰＡ（エイコサペンタエン酸）やＤＨＡ（ドコサヘキサエン酸）の製剤をすすめることもあります。

このように選択肢はいくつかありますが、とにかく、ＬＤＬコレステロール値に、いちいち神経質になる必要はありません。

数値的に引っかかっているのがＬＤＬコレステロール値だけならば、ほかのリスクを増やさないほうに意識を向けること。とくに肥満と高中性脂肪血症の予防と改善のために、生活習慣をコントロールすることが第一と考えてください。

脂肪肝——「食べすぎ、飲みすぎ」をやめると、劇的に改善！

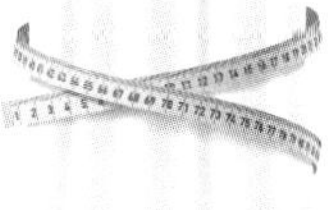

脂肪肝とは、肝臓に脂肪が過剰に溜まっているという症状。

肝臓の数値はGOT、GPT、γ-GTPの3つですが、なかでも脂肪肝の目安となるのはγ-GTP。基準値は、男性で70U／L以下、女性で40U／L以下です。

脂肪肝の原因は、**「食べすぎ」**か**「飲みすぎ」**かのどちらかしかありません。

裏を返せば、食べすぎと飲みすぎを控えれば、たいていは**数カ月で肝臓の数値は改善してしまう**ということです。

現に私の患者さんにも、体重120キロの肥満体で脂肪肝もかなり進んでいたのが、2年ほどダイエットをがんばった結果、体重は58キロ、脂肪肝もすっかり治り、薬と完全に縁が切れた男性がいます。

脂質異常症の項でもお話ししたとおり、血中の中性脂肪濃度が高くなると、脂肪として蓄積されてしまいます。

「お財布のなかのお金」の中性脂肪が、脂肪となって蓄積される先は「普通預金」の内臓脂肪、「定期預金」の皮下脂肪。脂質異常症の項では、このように説明しましたが、じつはもう1つ、第三の脂肪があります。

この第三の脂肪を、**「異所性《いしょせい》脂肪」**といいます。もっとも代表的なものが、肝臓につく脂肪です。

中性脂肪が「お財布のなかのお金」、内臓脂肪が「普通貯金」、皮下脂肪が「定期預金」ならば、肝臓につく脂肪は、さしずめ「タンス貯金」といったところでしょうか。

私たちは食べ物からエネルギーを得ています。食べ物は胃や腸で処理され、一部はブドウ糖に、一部は中性脂肪になり、血液に乗って全身へと運ばれ、必要に応じてエネルギーとして活用されます。

ところが、これらのエネルギー源が必要以上にあると、どちらも肝臓によって脂肪に変えられ、貯蔵されます。肝臓は体内の有害物質をデトックスしてくれる臓器ですが、**エネルギーの「一時貯蔵庫」**でもあるのです。

たとえば、朝食に食べたトースト1枚は、夕方くらいまでにはエネルギーとして使われますが、夜中に食べたラーメンは、夜間は活動しないためにほとんど使われず、脂肪として肝臓に貯蔵される。そんなイメージでとらえておくといいでしょう。

あくまでも一時貯蔵庫ですから、体がエネルギー不足になれば、やはり肝臓の働きで脂肪はエネルギーになります。お財布のなかのお金が足りなくなったときに、タンス貯金からちょっと借りるのと同じです。

肝臓に蓄積しただけ使われ、また蓄積しただけ使われ……ということであれば、何も問題ありません。

でも、肝臓に一時貯蔵された脂肪が使われないまま、次々と脂肪が肝臓に蓄積され続けたら問題です。これが脂肪肝の始まりなのです。

エネルギーの消費量より、エネルギーの摂取量のほうが多い状態——つまり「食べすぎ」が続くと、肥満にもなれば、脂肪肝にもなるというわけです。

一方、「飲みすぎ」と脂肪肝は、どう関係しているのでしょう。

アルコールは、体にとっては基本的に「毒」です。

そのため、お酒を飲むと、デトックスを担う肝臓がアルコールを分解してくれるのですが、じつは、**その過程で中性脂肪が合成**されます。この中性脂肪も肝臓に貯蔵されてしまうのです。

生活
習慣病
の正体

脂肪肝

基準値

GOT　7〜38 U/L
GPT　4〜44 U/L
γ-GTP　(男性) 70 U/L 以下
(女性) 40 U/L 以下

体の状態

肝臓に脂肪が異常に溜まって、大きな負担をかけている。

原因

食べすぎ、飲みすぎ。

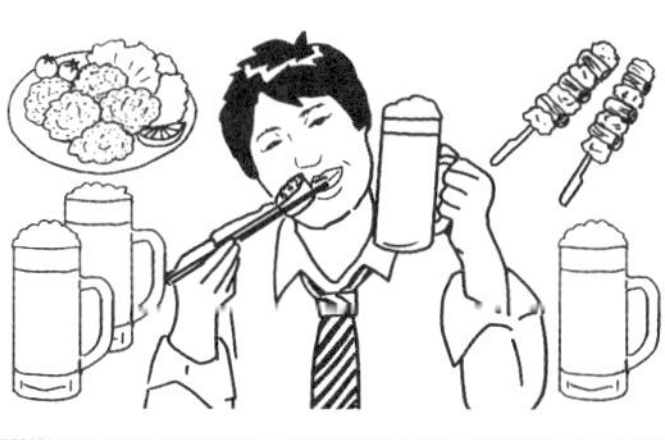

昨今の「糖質敵視」の影響で、よく「焼酎やウイスキーなどの蒸留酒は糖質ゼロだから飲んでも太らない」といった説を聞きます。

たしかに、蒸留されることで糖質は低くなりますが、アルコールが含まれている以上、体内で中性脂肪の合成をうながします。**飲むお酒の種類には関係なく、飲みすぎはすべて脂肪肝につながる**のです。

「お酒を飲まないのにγ-GTPが高い人」の注意点

ざっと「食べすぎ」と「飲みすぎ」が脂肪肝を招くメカニズムを説明してきましたが、いかがでしょうか。

脂肪は毒ではなく、肝臓のエネルギー貯蔵量が増えるぶんには問題ないじゃないか、と思ったかもしれませんが、それは大きな勘違いです。

たとえば、同じタンス貯金でも、すべて1万円札で100万円と、すべて10円玉で100万円とでは、10円玉のほうが重量も体積も大きくなりますね。下手をすれば、タンスからはみ出して生活空間を圧迫したり、床が抜けたりしかねません。

脂肪肝は、いってみれば、10円玉で100万円を貯金しているようなもの。**肝臓に大きな負担をかけ、機能を損なわせてしまう**のです。

肝臓は、半年や1年間で全細胞が入れ替わるくらいターンオーバーが早い臓器ですが、脂肪が溜まりすぎると、ターンオーバーができなくなり、炎症が起こります。そして肝臓の細胞がどんどん硬く萎縮していきます。

これが、いわゆる「慢性肝炎」「肝硬変」です。脂肪肝が肝炎、肝硬変にまで進行すると、肝臓ガンにかかりやすくなります。脂肪肝で死ぬことはありませんが、**脂肪肝を放置すれば、確実に寿命を縮める**コースにはまってしまうことになるのです。

肥満と違って、脂肪肝は見た目には表れません。

それどころか「肝臓はサイレント臓器」とも言われるように、脂肪肝がだいぶ進んでも、痛くもかゆくもありません。現に、脂肪で肝臓が真っ白になっているのに、相変わらず食べすぎ、飲みすぎを続けている人も多く見られます。

自覚症状がないために、なかなか危機感を抱きづらい。これが脂肪肝の最大の落とし穴です。

見た目にも感覚的にも察知できませんが、数値は正直です。気づいたときには手遅れだった……とならないよう、肝臓の数値にも、よくよく注目しましょう。

肝臓の数値は、健康診断でもおなじみのとおり、GOT、GPT、γ-GTPの3種。どれも、たんぱく質の代謝に使われる酵素の一種です。

これらがどれくらい血液中に漏れ出ているかによって、肝臓が正常に働いているか、何かしら支障が起こっていないかを判断します。

GOTが基準値の7～38U/L、GPTが基準値の4～44U/Lを超えていたら肝炎や肝臓ガンが疑われます。

お酒が好きな人は、検診のたびにγ-GTPを気にしているかもしれませんね。

生活習慣病の正体

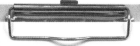

γ-GTPの数値はこう読む

GOT、GPTが**基準値以内**で、
γ-GTPが基準値を超えていたら?

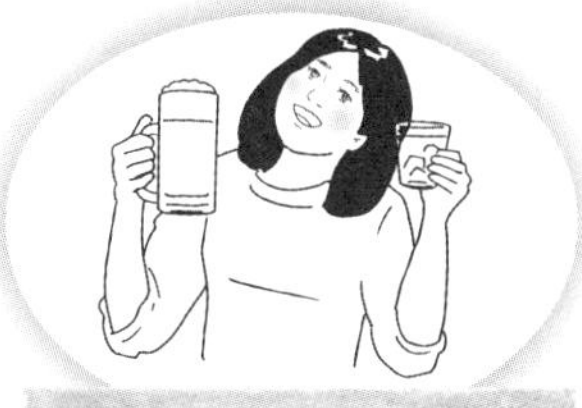

「飲みすぎ」による脂肪肝

お酒を飲まないのに、
γ-GTPが基準値を超えていたら?

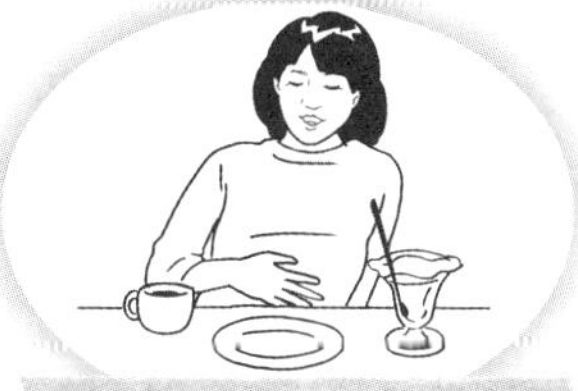

「食べすぎ」による脂肪肝

たしかにγ-GTPはアルコールに反応するため、お酒をよく飲む人は高い傾向があります。ただ、検査の前日にお酒を飲んだときなどは、肝臓に不具合がなくても高い数値が出ることがあります。

加えて、肝臓は薬剤の解毒処理も行なっているため、**薬をよく飲む人はγ-GTPが高くなる**ことがあります。これを「薬剤性肝障害」といいますが、まれに、たまたま検査の前日に飲んだ薬の影響で、一時的にγ-GTPの数値が高くなることもあります。

肝臓の本当の状態を知るには、やはり何回かぶんの検査結果を比較したほうがいいでしょう。

GOT、GPTが基準値以内で、**γ-GTPが基準値（男性は70、女性は35）を超えていたら、「飲みすぎ」による脂肪肝**のサインです。

この「アルコール性脂肪肝」を放置すれば、アルコール性肝炎に発展し、肝硬変、肝臓ガンのリスクが高くなります。

また、**お酒を飲まないのにγ-GTPが基準値を超えていたら、「食べすぎ」**

による脂肪肝のサインです。これは「非アルコール性脂肪肝」と呼ばれますが、先に待ち受けるものはアルコール性脂肪肝と同様、肝炎、肝硬変、肝臓ガンです。

過去何回かの検査結果を見て、γ－GTPが高めならば、この段階で早々に食べ方、飲み方を改善し、肝臓を救っていきましょう。

糖尿病――血糖値が高い人は「月に一度の尿検査」を

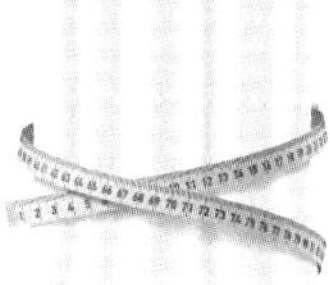

糖尿病も、肥満から連鎖的に起こる病気です。

血中の糖濃度を示す「血糖値（空腹時）」が基準値の126mg／dlを超えると、糖尿病と診断されます。

「糖」とつくことから、糖質の過剰摂取が原因と思われるかもしれませんが、糖質が問題になるのは、どちらかというと、糖尿病になって糖の処理がうまくできなくなってからのこと。

そもそも**糖尿病になる原因は何かと言うと、肥満**なのです。

食べ物が体内に入ると、体にブドウ糖が供給され、血糖値が高くなります。すると膵臓からインスリンというホルモンが分泌されます。このインスリンの働きによって、ブドウ糖は細胞に取り込まれ、エネルギーとして利用されます。また、インスリンには、血中の糖を脂肪に変えて肝臓に貯蔵する役割もあります。

インスリンは、非常にざっくりと「血糖値を下げるホルモン」などと言われますが、もう少し厳密に言えば、インスリンは血中の糖を適切に処理する役割を担っており、処理した結果として、血糖値が下がるということです。

ところが、肥満の人には、インスリンの感受性が低くなる「**インスリン抵抗性**」という症状が現れます。すると、血中の糖が適切に処理されなくなり、血糖値が高い状態が続き、糖尿病になるのです。

では、なぜ、肥満になるとインスリン抵抗性になるのでしょう。それも近年の研究により、かなり解明されてきています。

その1つのカギは、脂肪細胞から分泌される**「アディポネクチン」**というホルモンです。

アディポネクチンは、脂肪が溜まってくると、脂肪を壊すために分泌されるホルモンです。脂肪から脂肪を壊すホルモンが分泌されるというのは不思議な現象ですが、一種の自浄作用と言ってもいいかもしれません。

このアディポネクチンには、じつはインスリン感受性を保つ作用があることもわかっています。ところが、脂肪があまりにも増えすぎると、逆に**アディポネクチンが分泌されなくなってしまう**のです。

つまり肥満になると、アディポネクチンの分泌が減り、インスリン感受性が下がり、血中の糖が適切に処理されなくなる。こうして高血糖の状態が続いてしまうというのが、肥満が糖尿病につながる一因というわけです。

また、肥満を招く食べすぎ自体も、インスリンの働きを悪くします。

すでに説明したように、食べ物が体内に入ると血糖値が上がり、インスリンの働きによって細胞は糖を取り込みます。

でも、食べすぎによって血糖値が急激に上がり、そのたびにインスリンが大量に分泌される……ということが繰り返されると、各臓器は、つねに糖を取り込まなくてはいけなくなり、次第に疲弊していきます。

細胞にはインスリンを受け止めるレセプターがついています。そこにインスリンがはまると、細胞が糖を取り込みます。

でもインスリンが多すぎると、そのレセプターが飽和状態のようになり、糖の取り込みが行なわれにくくなります。

まるで鬼上司にこき使われた部下たちがストライキを起こすように、各臓器がインスリンを受けつけなくなってしまうのです。

また、食べすぎて血糖値が急上昇すると、インスリンを分泌する膵臓のほうもどんどん疲弊していき、インスリンそのものの分泌量も減っていきます。

インスリンの「受け手」が疲弊して糖尿病を招くケースもあれば、**インスリンの「発し手」が疲弊して糖尿病を招くケース**もあるというわけです。

生活習慣病の正体

糖尿病

基準値	血糖値 126mg/dl 以上 （空腹時）
体の状態	血糖値が高い状態が続き、 血液ドロドロ、血管を傷つける。
原因	食べすぎ、運動不足、肥満。

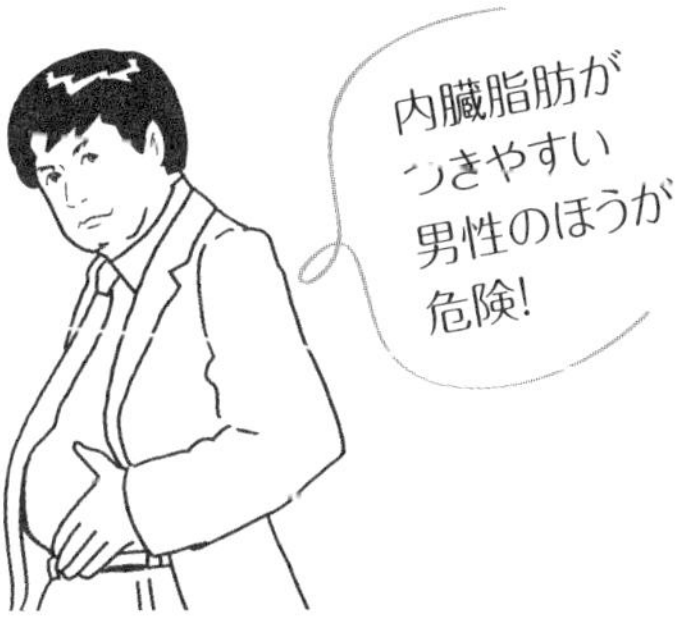

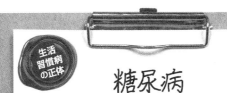

糖尿病になると、おしっこから甘い匂いがする――。

こんな説がありますが、もし**尿が甘い匂いを放つようになったら、糖尿病がかなり進んでいる**ということです。

ほかに夜間頻尿になる、衰弱する……なども糖尿病の症状ですが、どちらもやはり、かなり深刻なレベルにまで悪化しているサインです。

夜間頻尿になるのは、血糖値が高い状態が続くと、それを尿中に排泄しようとして血中の水分量が増え、結果として尿量が増えるため。

衰弱するのは、本来、エネルギーとして活用されるべき糖が尿に漏れ出てしまい、栄養失調状態になるため。

つまり、これらは単なる高血糖ではなく、糖尿病が血液や臓器にまで異常を起こしており、インスリン注射や人工透析の可能性も考えられます。

「血糖値が高めですね」と指摘された段階で、しっかり生活習慣を改善すれば、こんな事態には陥りません。

まとめると、

・脂肪細胞が増えすぎると、インスリン抵抗性になる。
・食べすぎが続くと、各臓器のインスリン感受性が下がる。
・食べすぎが続くと、膵臓が疲れてインスリンの分泌そのものが減る。

主に、この3つのメカニズムで、肥満と糖尿病は密接につながっています。

原因がわかれば、あとは対策を練るだけ。

食べすぎず、運動習慣を取り入れ、**肥満を解消していけば、糖尿病のリスクもぐんと下げることができます**。

尿で血糖値を調べられるキットも、今ではドラッグストアで簡単に手に入ります。

血液検査は自分では行なえませんが、尿検査なら簡単です。

検診で「血糖値が高め」と指摘されたら、生活習慣の改善、肥満解消に取り組むこと。そのなかで週に一度や月に一度は尿検査を行ない、自己管理に役立てるといいでしょう。

女性より男性のほうが、なぜ「糖尿病になりやすい」？

50代、60代くらいの男性が、「検診で血糖値が高めと言われてね……」とぼやく。よく出くわす場面ではないでしょうか。

一方、女性が、こうしたことを口にする場面は、それほど多くは見かけません。これは女性があえて口に出さないわけではなく、実際に、**女性のほうが糖尿病になりづらい**と言えるからです。

その秘密は、男女の脂肪のつき方の違いにあります。

女性の体は、女性ホルモンの働きによって、妊娠・出産に備えるために下腹周りに皮下脂肪がつきやすくなっています。いわば卵巣や子宮や胎児を、冷えや衝撃から守るための柔らかいクッションが作られるということです。

その代わり、女性の体は、内臓脂肪はつきづらくなっています。

これと正反対なのが、男性の体です。

女性より筋肉量が多い男性は、もともと皮下脂肪はあまりつきません。昔は活動量が多かったために、内臓脂肪もつきづらかったのですが、活動量が格段に減っている現代では、男性は、食べすぎたぶん内臓脂肪が溜まっていくと考えてください。

前項で、脂肪細胞が増えすぎるとインスリン抵抗性になると言いました。ここでいう脂肪細胞とは、内臓脂肪のことです。

つまり、女性より**内臓脂肪がつきやすい男性は、女性より糖尿病になりやすい**と言えるのです。

もし、男性でお腹周りがプニプニと柔らかかったら、本来はつきにくいはずの皮下脂肪までつきはじめているということです。皮下脂肪のさらに内側には、確実に内臓脂肪も多く蓄積されていると見たほうがいいでしょう。

仕事はデスクワークばかり、休日は寝て過ごす、エレベーターやエスカレーターに必ず乗る、家事なんてろくろく手伝ったことがない……といった男性は、とくに要注意です。

風呂そうじや、布団を干すだけでも、寝て過ごすよりは運動になります。

休日は、できるだけ家事を買って出る——これを、肥満防止、糖尿病防止のための新習慣とすれば、家族にも喜ばれて一石二鳥です。

高尿酸血症——とにかく「痛風の発作」を未然に防ぐこと

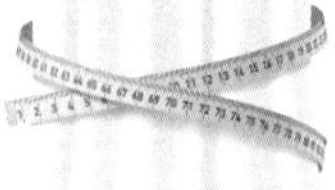

尿酸値と言えば、**痛風**。これはすでに一般的な認識になっていると思います。
たしかに尿酸値は、痛風のリスクの指標となる数値です。尿酸の基準値は、男女ともに7・0mg／dl。これを超えると、高尿酸血症と診断されます。
健康診断では身近な存在かもしれませんが、尿酸とは何か、高尿酸血症とはどのような状態かというと、よく知らない人も多いのではないでしょうか。

まず、尿酸は**毒物ではなく、体内で自然に生まれる**ものです。細胞が新陳代謝して生まれ変わると、核酸という「ゴミ」が出ます。このゴミが処理され、体の外に排出される最後の形となったものが尿酸です。

このように、尿酸は細胞の新陳代謝の結果、生まれるものですから、許容範囲内で作られ、きちんと排出されている限りは問題ありません。

しかし尿酸値が基準値を超えると、痛風になるリスクが高くなります。

過剰に作られてしまった尿酸は、血液に乗って体のあちこちの関節の間に入り込み、蓄積し、結晶化します。その**結晶のトゲトゲが関節を刺激**し、多くの場合、足先などの末端関節に関節炎が生じます。

こうして「風が吹きつけただけでも痛い」というのが病名の由来になっているほどの、激痛をともなう痛風の発作が起こるのです。

痛風の最初の発作は、平均的に尿酸値が10くらいになると起こりやすくなります。

ところが、2回目、3回目の発作は、**尿酸値が5や6などの基準値内でも、起こる**ことがあります。最初の発作は収まっていても、その原因となった尿酸の結晶が、まだ関節に残っているためです。

つまり、歩けないほどの痛みにたびたび苦しめられないためには、とにかく**最初の発作を起こさないことが重要**と言えます。

痛風の罹患率は、男性のほうが圧倒的に高くなっています。詳しくは解明されていませんが、どうやらカギは女性ホルモンにあり、女性は高尿酸でも痛風になりづらいのです。

高尿酸によってリスクが高まるのは、痛風だけではありません。

尿酸は、最終的には尿として排出されますが、過剰になると「出口」に向かう途中で溜まり、腎臓や尿路で結晶化する場合もあります。その結晶が尿の通り道に引っかかると、これまた激痛をともなう尿路結石や腎臓結石になります。

今までの説明を聞いて、「痛風も結石も、痛いだけで死ぬわけではない」「だから高尿酸はあまり気にならない」と思った強気な人もいるかもしれません。

でも、そんなふうに高尿酸を侮《あなど》るのは大間違いです。

生活習慣病の正体

高尿酸血症

基準値　尿酸値 7.0mg/dl

体の状態　尿酸があちこちの関節に
入り、結晶化。
「風が吹きつけただけで痛い」
痛風を引き起こす！

原因　核酸・プリン体が多い食べ物
のとりすぎ。肥満。

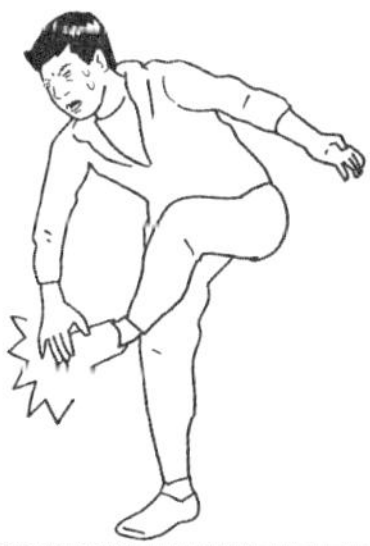

尿酸は血中を流れているため、尿酸値が高い状態が続くと血管の炎症が起こりやすくなります。こうして動脈硬化が進んでしまうのです。

つまり高尿酸は「単に痛いだけの痛風」だけではなく、動脈硬化の先にある脳卒中や心筋梗塞のリスクも高めるということです。

ところで、前に、すべての生活習慣病は肥満から始まると言いました。

では、高尿酸血症と肥満は、どう関係しているのでしょう。

近年の研究では、内臓脂肪が増えると尿酸が作られやすくなる、肥満によるインスリン抵抗性で尿酸の排出が滞る、といったことが指摘されています。

ほかの生活習慣病同様、高尿酸血症と痛風も「**肥満に始まり、肥満解消に終わる**」と言っていいでしょう。

太らない食生活を送っていれば、尿酸が上がることも、痛風や結石になることも、さらには動脈硬化を進行させてしまうこともないというわけです。

タラコ、白子——「細胞の数が多い食べ物」に気をつけよう

本来、尿酸は、体内で細胞が新陳代謝されるごとに、自然に生まれるもの。

それが「過剰」になってしまうとは、いったいどういうことでしょうか。

すでにご存じの方も多いと思いますが、**原因は食べ物**です。

健康診断で、医師に「尿酸値が高めですね。おいしいものを食べすぎですよ」などと、たしなめられたことがある人もいるかもしれませんね。

先ほど、細胞が新陳代謝をすると核酸が生じ、それを処理した最終形が尿酸であると説明しました。つまり核酸が多い食べ物をとると、それだけ尿酸も多く作られることになります。

では核酸とは何かというと、すべての生き物の体内にある遺伝子の最終代謝物で

す。といっても、よくわからないと思うので、要するに「**DNAの多い食べ物は、核酸が多い**」と考えおいていいでしょう。

DNAが多いというのは、非常に簡単に言えば、**細胞の数が多いということ**です。たとえば、鶏卵1つの細胞は1つですが、タラコひと腹は何千、タラの白子ともなれば何億もの細胞数です。

鶏卵を頻繁に食べるより、**タラコや白子を頻繁に食べるほうが、高尿酸血症、ひいては痛風を招きやすい**ということです。

尿酸値が高めの人は「プリン体」を意識していることでしょう。「プリン体ゼロ」などと謳《うた》った食品も多く発売されていますが、ここでいうプリン体も、核酸を指しています。

尿酸値を上げ、痛風を招くのは、核酸が多い食べ物、DNAが多い食べ物、細胞が多い食べ物、プリン体が多い食べ物——すべて、だいたい同じことを言っていると考えてかまいません。

3章

今日から「肥満」とサヨナラする法

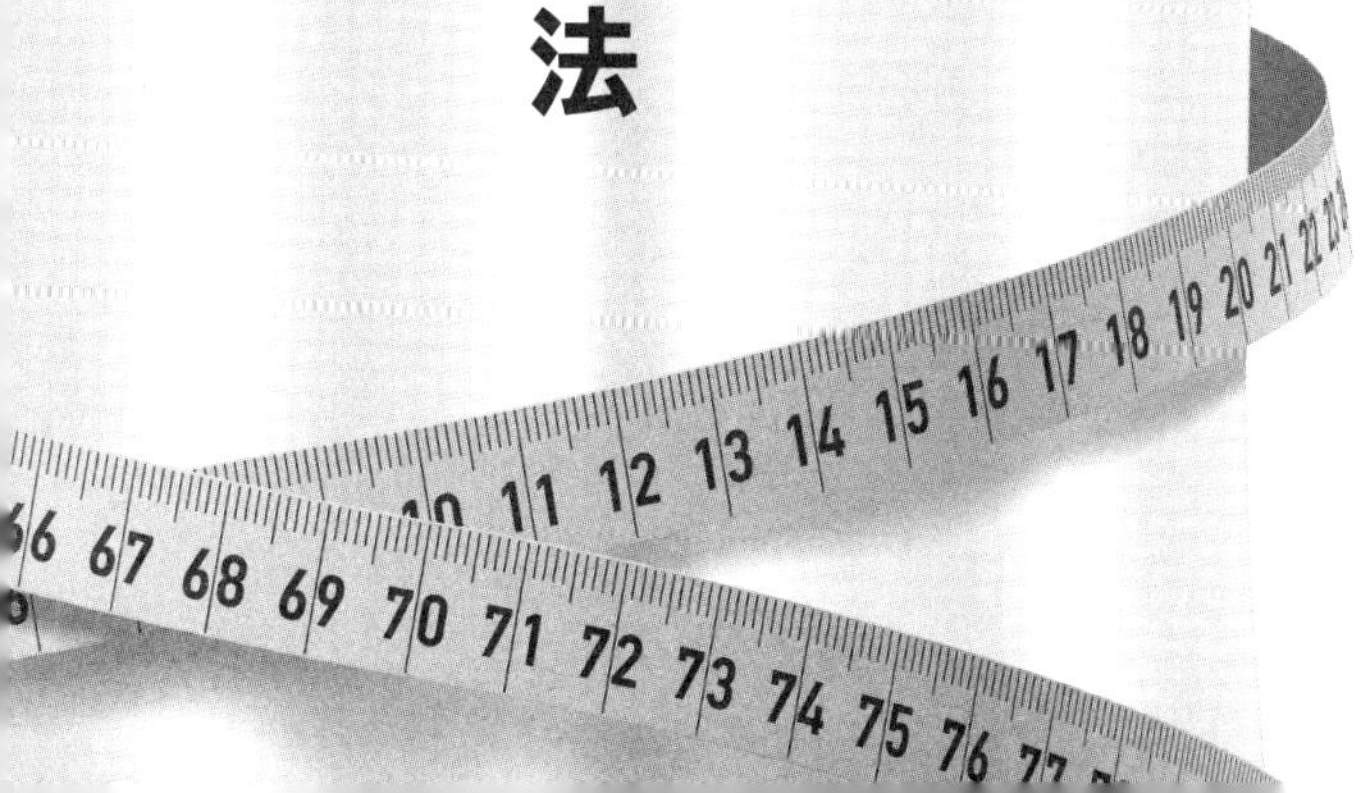

まずは「1カ月で体重500グラム減」から始める

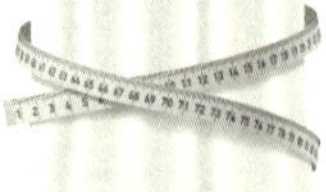

放っておけば深刻な病気につながる生活習慣病。

前章では、1つひとつ起こるメカニズムを簡単に説明しました。それぞれの発生メカニズムは異なっても、すべての発端となるのは「肥満」であるということが、おわかりいただけたのではないでしょうか。

まず、太らなければ、生活習慣病にも、生活習慣病から起こる重大な病気にもかかりません。

すでに健康診断の数値に生活習慣病のサインが表れていても、**肥満を解消すれば、薬を飲まずに生活習慣病とサヨナラできます**。

肥満を予防、解消する方法は、きわめてシンプルです。

私たちは、食べ物からエネルギーを補給し、活動します。したがって、摂取エネルギーが消費エネルギーより多い状態が続くと太る。当たり前の話ですね。

摂取エネルギーが多くても、**消費エネルギーが多ければ太りません**。

たとえば、自転車で過酷なレースをするツール・ド・フランスは、選手たちに提供される食事が豪華なことで知られています。彼らは1日に、じつに15000キロカロリーほども摂取するそうです。

水の中で激しく動き回るシンクロ・ナイズド・スイミングの選手たちも、1日に6000キロカロリーも摂取するといいます。これは、一般的な成人女性の推奨摂取カロリーの3倍以上にもなります。

しかし、彼らは誰一人として肥満にはなりません。その理由は1つだけ――摂取しただけ消費しているからです。

したがって、肥満を予防、解消するには、摂取エネルギーが消費エネルギーを上回らないようにすること。つまり、**より少なく食べる**か、**より多く動く**かの、どちらかです。

このうち、**より取り組みやすいのは、より少なく食べること**です。

今まで運動習慣がなかった人が、急に運動習慣を取り入れるのは、ちょっと大変だと思います。

ジムに通う時間もお金も捻出できないという人は多いでしょう。

それに、すでに肥満で膝痛や腰痛が出ている人が、急にジョギングを始めたりすれば、さらに膝や腰を痛め、動くのが億劫になり、ますます肥満になるという逆効果になってしまいます。

だから、最初に取り組むべきなのは、よい新習慣をプラスすることより、悪い旧習慣をマイナスすること。つまり一念発起で運動を始めるのではなく、**今まで食べすぎてきたぶんを、まずは減らしていけばいい**のです。

本書でみなさんに目指していただきたいのは、1年後、3年後、5年後、10年後も健康でいることです。

肥満を解消することだけではなく、死ぬまで、健康を害するレベルの肥満にならないよう、習慣そのものを変えていくことなのです。

ですから、本書で紹介するのは、数カ月で十何キロも減らす方法ではありません。目安は、**1カ月あたりマイナス500グラム**――最終的な目標体重は、かなり先にかなうものと考え、少しずつ減らしていくなかで、生活習慣病の一番の元、太る食習慣そのものを根絶していってください。

もちろん、ゆるやかにでもエネルギー消費量を増やせれば、いっそう効果的に肥満を予防、解消していけます。おすすめの体の動かし方は5章で説明することにして、まず**太らない食べ方**へと変える方法をお話ししていきましょう。

「今日1日、どれだけ食べたか」を知る絶大な効果

食習慣を改善していくには、**自分の食生活の現状を把握する**ことが、重要な出発点となります。

すでに肥満の人、肥満予備群の人は、おそらく例外なく、自分が日ごろ食べているものを、あまり自覚していないと考えられるからです。

食べたいときに、食べたいものを、食べたいだけ食べる——。

体が欲しているものを食べているんだ、といえば聞こえは悪くありませんし、これにも、じつは一理あります。

ただし、まず自分の食生活を客観視してみないことには、体が本当に欲しているものを食べているとは言えません。すでに肥満や肥満予備群になっている時点で、食生活に無自覚であり、**体が欲している以上に食べている**ということなのです。

食生活を把握するもっとも簡単な方法は、スマートフォンを活用することです。

食べる前に、スマホカメラで、テーブルの上の食事をパシャリ。これだけなら、いちいちメモをとる面倒がなく、ズボラな人でも続けられるでしょう。

面倒がないだけではありません。最近は、撮った写真を送ると、カロリー計算をして返送してくれるアプリもあります。見た目の量だけでなく、食べ物の成分から摂取カロリーまで把握できるというわけです。

写真を撮ることすら続ける自信がなくても、まずは、明日から1週間分の朝食・昼食・夕食の写真を撮ってみてください。

そして、それを**他人の食事だと思って、ダメ出しやアドバイスをしてみる**のです。

たとえば、朝食の写真が「4枚切りのトーストにジャムとバター、砂糖入りコーヒー、目玉焼き2個」だったとします。

自分の食事だと思うと見る目が甘くなりがちですが、他人の食事だと思って眺めてみると、どうでしょう。

「野菜がゼロというのは、よくない」

「プチトマトを添えるくらいなら手間いらずで、できるはず」

「パンは4枚切りより6枚切りのほうが、カロリーダウンできる」

「コーヒーから砂糖を抜いてみたらいい」

「バターはいいとして、ジャムはやめる」

「目玉焼きは2個のほうがうれしいけど、1個で試してみよう」

……という具合に、けっこう改善点が見えてくるものです。さらに昼食と夕食でも、同様に行なってください。

昼食の写真が「とんかつ定食」だとしたら、「キャベツをたくさん食べられたのはよかったけど、ソースをドボドボかけてしまったから塩分過多だな。とんかつと一緒に食べればソースはいらないかも」「ご飯は小ライスにするか、ご飯を少し、残せばよかった」「何となく食べてしまった漬物は、ぜんぶ残せば塩分カットできたかな」

夕食の写真が、会社帰りにコンビニで買った「唐揚げ、ポテトサラダ、枝豆、350ミリリットルのビール2缶」だったのなら、「唐揚げより肉野菜炒めにすればよかった」「枝豆をチョイスしたのはよかった」「ビールは、カロリーオフの発泡酒にすればよかったかな。それだと物足りないから、好きなビール1缶でもよかったかもしれない」

などなど。以上から見て取れるように、食べている量だけでなく、**野菜や塩分などにも注目して振り返ることができたら、なお上出来**です。

定食にはつきものの漬物や、お弁当に入っている甘い煮豆など、「食べたいわけではないのに、何となく食べているもの」「もったいないから、何となく食べているもの」も意外と多くあります。

写真を撮って客観的に観察することで、そういう不用意な塩分やエネルギー摂取にも気づき、今後は意識的に避けていけるでしょう。

たとえ1週間分の記録でも、ダメ出しとアドバイスを翌日の食事に活かしていけば、肥満解消、ひいては生活習慣病すべての軽減に向けて、大きく一歩前進できるのです。

「2週間で体重を3キロ減らす」食べ方

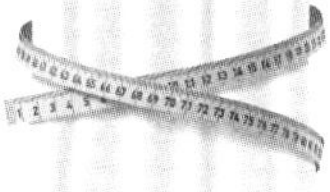

肉を減らすべきか。それとも炭水化物を減らすべきか。

食事で肥満解消するというと、必ずといって、どんな食材を多く食べ、どんな食材を少なく食べるか、という話になります。なかには、炭水化物をいっさい食べず、肉だけを食べる、というような極端な方法を推奨するダイエット法もあります。

しかし、何であれ1つの食品に偏《かたよ》った食生活でやせるというのは、まったくいい方法ではありません。やはり王道どおり、**「バランスよく、適量を食べる」**というのが一番なのです。

とはいえ、「バランスよく、適量を」なんて聞くと、とたんに身構えてしまう人も多いと思います。

多少、栄養学に明るい人ならば大して苦にならないかもしれません。でも、ほとんど基礎知識がない人が、いきなり栄養学的なアプローチを指南されても、混乱するだけで、取り組む前に嫌になってしまうでしょう。

食事とは、食べ物から栄養をとることですから、もちろん栄養学も大切です。ただ、大事なのは、とにかく肥満解消に向けて一歩を踏み出すこと。そのために、いったん栄養学的な話は忘れてしまってかまいません。

「バランスよく、適量を食べる」習慣

食事は「定食」を選ぼう！

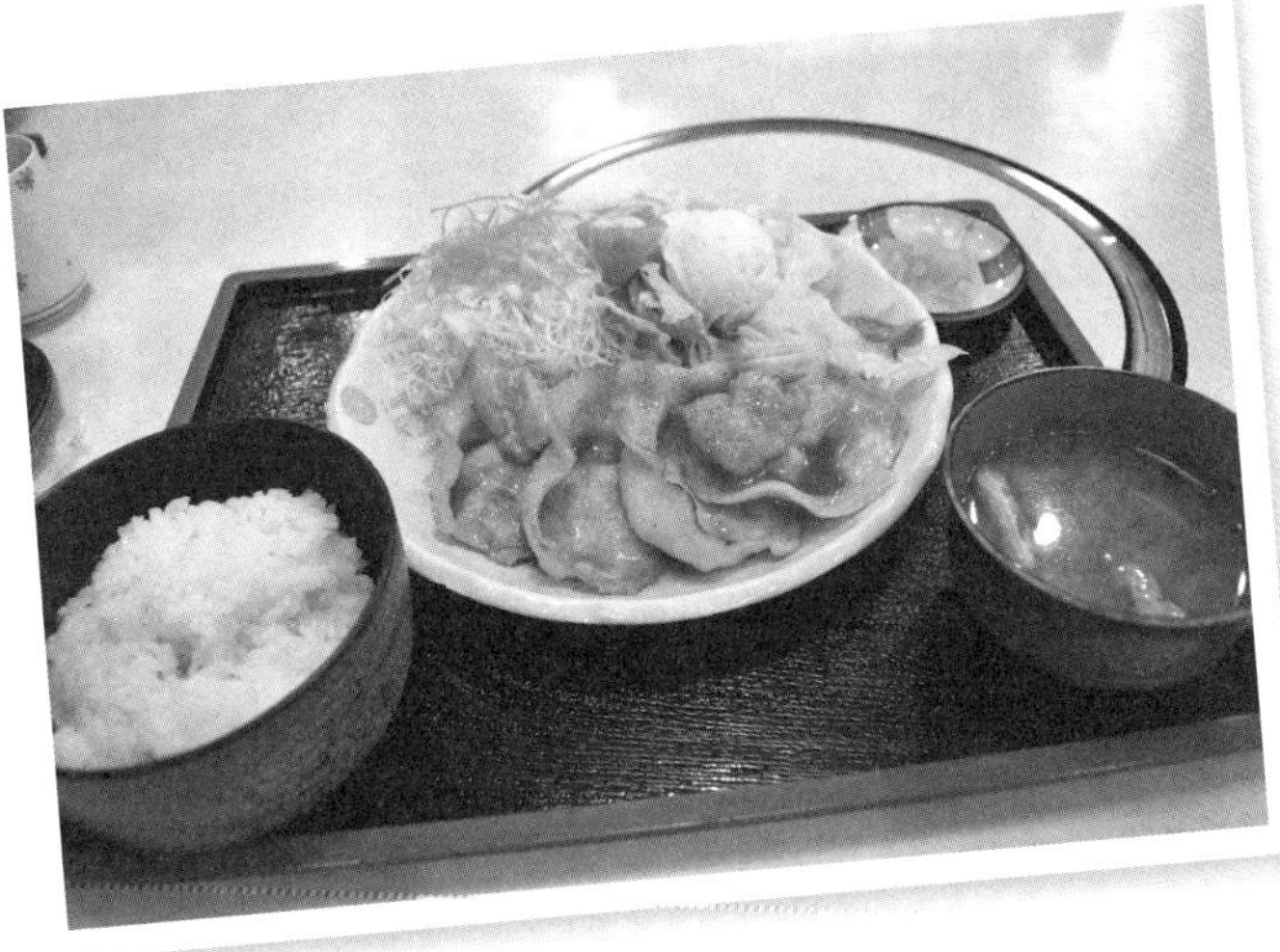

細かいことは気にしない。
「全体から3割減らす」だけ！

栄養バランスを保ちながら、
カロリーを減らせる！

代わりに、**食事全体から3割、量を減らす——**。

このように考えてください。

この方法の成功のカギは、**食事はすべて「定食」形式を意識する**ことです。栄養学的な知識がなくても、ご飯、味噌汁、主菜、副菜がそろっている「定食」を意識していれば、まず栄養面は問題ありません。

そのうえで、すべて3割減にするということです。

生姜焼き定食ならば、主菜の豚肉も、ご飯も、味噌汁も、そして副菜の小鉢も、漬物も、すべて3割の量を残します。

そうすれば、合格レベルの**栄養バランスを保ったまま、摂取カロリーは70パーセントに減らせます**。仮に以前は1日の摂取量が2000キロカロリーだったとしたら、1日あたり600キロカロリーのマイナスです。

肥満は、何があっても摂取エネルギーと消費エネルギーのバランスでしか決定されません。マイナス600キロカロリーを毎日、続ければ、より内臓脂肪が消費されやすく、脂肪は蓄積されづらくなり、確実に体重は落ちていくというわけです。

前に、月にマイナス５００グラムを目安にと言いましたが、この３割減の食事法を毎日、実践すれば、**2週間で3キロくらいストンと落とすことも可能**です。たいていは内臓脂肪から落ちていくので、肥満度が高い人ほど結果が出やすくなります。

ただ、ストンと落ちたあとには、決まって、パッタリと変化が起こらなくなる「停滞期」が訪れます。ここで断念してしまう人が多いのですが、停滞期を抜ければ、また落ち始めます。

「効果が出なくなった」と投げ出さずに、根気よく続けてください。

「お腹が鳴るまでは食べない」ダイエット

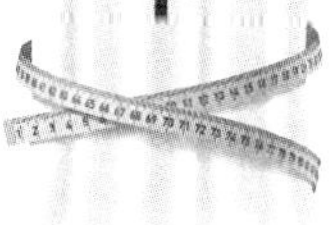

朝起きて、朝食をとって、会社に行く。

12時になったら昼食をとり、15時にはお菓子をつまむ。

終業時間になり、残業を終えたら、帰宅途中に外食するか、家で自炊をする……。

よくある1日の流れだと思いますが、ここには「食べすぎ」のワナが隠れているのです。

キーワードは、**「習慣」**と**「惰性」**。

たとえば、「12時だから昼食をとらなくちゃ」というのは「習慣」です。

また、午後、誰かの旅行土産の温泉まんじゅうを、「せっかくだから」と食べるのは「惰性」です。

共通点は、**本当にお腹が空いているわけではないのに、食べている**ということ。

つまりどちらとも、本来はとらなくていいカロリーをとってしまうワナになっているわけです。

このワナにはまらないためには、2つ、心がけていただきたいことがあります。

まず、「本当に空腹を感じたとき」に食べるために、体の声に、きちんと耳を傾けること。

そうすれば、「12時だから昼食をとらなくちゃ」という習慣からも、「せっかくだから」という惰性からも、自由でいられます。結果、自然と適度な摂取エネルギーに落ち着いていくでしょう。

お腹がグウグウ鳴ったり、仕事が手につかなかったりと、**本当に空腹を感じているのなら、食事と食事の間に食べてもかまいません**。

それは「間食」ではなく、食事を補う「補食」です。体がエネルギーを欲しているから食べる。食べすぎなければ、これが肥満につながることはありません。

補食として食べるのは、**肉まんでも、ゆで卵でも、チョコレートでも、ナッツでもいい**のですが、勢いに任せて食べすぎないよう、注意が必要です。

たとえば、おせんべいやポテトチップスなど、すぐに湿気てしまうようなものや、サクサク、ポリポリと口当たりのいいもの、お徳用の大きな袋にまとめて入っているものは、ついつい食べすぎてしまいます。

補食のはずが、途中から惰性で食べる間食になってしまう危険があるのです。

賢く補食をするなら、日持ちがするもの、歯ごたえのあるもの、小分け包装になっているものを選ぶといいでしょう。

そしてもう1つは、「理由がないものは食べない」、と決めること。

惰性で食べるものは、言い換えれば「食べる理由」がないものと言えるからです。

たとえば、会社で、誰かが配ったお菓子を食べる。スーパーのレジに並んでいるときに、ふと目に入った大福を、はずみでカゴに入れてしまう。

一方、子どものひな祭りに、ひなあられを食べる。端午の節句に、柏餅を食べる。あるいは、お土産でいただいた大好きな塩大福を、味わって食べる……。

同じお菓子でも、まったく意味合いが違います。

ちょっと考えて**「食べる理由がある」と思えるものは、喜んで、感謝して、食べればいい**のです。

ただし「食べる理由」はあっても、本当にお腹が空いて食べていないのなら、その後の食事では、食べる量を調整しましょう。

「朝食を食べない人」は、なぜ太りやすい？

食べる量を減らせば、確実にやせられます。だからといって、食事の回数を減らすのはおすすめできません。

とくに昨今、「不要説」が唱えられている**朝食は抜かないほうがいい**でしょう。

朝食は英語でブレークファストと言いますね。

「ブレーク」は「壊す」、「ファスト」は「断食」ですから、ブレークファストは、つまり**断食後の最初の食事**。仮に8時間、睡眠をとったとしたら、断食を8時間行なった直後の食事が、朝食ということです。

睡眠中の断食を経て、体はエネルギーを欲しています。

もし、何も食べないまま活動を始めたら、体も脳もうまく働かず、午前中のパフォーマンスも上がりづらいでしょう。デスクワークの人は頭がボーッとして仕事がはかどりませんし、肉体労働の人はケガをする危険すらあります。

朝は、食事をとって体を温め、体にも脳にもエネルギーを供給する。こうして、ようやく充実した1日が始まると考えてください。

また、朝食を抜いて活動を始めると、昼どきにはお腹がペコペコになるはずです。そして12時の昼休み、「待ってました」とばかりにラーメンライスや、ご飯大盛りの定食を食べたりしたら、どうなるでしょう。

たいていは**必要以上に食べてしまいます**。これが毎日のように続けば、確実に太ります。そればかりか、一気にたくさん食べると血糖値が急上昇し、インスリンが大量に分泌されます。

2章でお話しした、糖尿病が起こるメカニズムを思い出してください。

インスリンが大量に分泌されるような食習慣は、インスリンを分泌する膵臓も、インスリンの作用を受けて糖を取り込む各臓器も疲弊させ、高血糖を招きます。

さらには、消化吸収を担う胃腸を痛めつけ、逆流性食道炎なども起こりやすくなります。

ドカ食いには、何ひとついいことがないのです。

一方、朝食を抜くことで、1日のトータル摂取エネルギーが抑えられるのでは、と考える人もいるかもしれません。

朝食を抜き、昼と夜を食べすぎないようにすれば、たしかに、単純計算で3分の2程度に摂取エネルギーが減ります。

そういう意味では戦略的と言ってもいいかもしれませんが、本当に昼食で自制が効くかは疑問です。

先ほどもお話しした、午前中のパフォーマンスのことも考え合わせれば、やはり朝食を抜くことはおすすめしたくありません。

本章でもお話ししているように、摂取エネルギーを減らす小ワザは、たくさんあります。我慢して、デメリットがある「朝食抜き」を実践するより、ちょっとした**小ワザを積み重ねたほうが、トータルの健康度は上がる**のです。

肥満とサヨナラする「1日3食」のコツ

午前中からパフォーマンスを上げるため、そして食べすぎによる肥満や血糖値の急上昇を防ぐために、朝食はとったほうがいいとお話ししました。

では具体的に、朝食、昼食、夕食は、どんなふうにとったらいいでしょうか。

1日の活力源である朝食で「旅館の朝食」のような食事、つまり主食、主菜、副菜、汁物をしっかりとれれば、昼食は抜くか軽く食べる程度、夜は早めの時間に軽く食べる、というのが理想――ですが、これを毎日、実践するのは難しいでしょう。

とくに会社勤めをしている人は、朝はなかなか時間がとれないため、**どうしても朝食より昼食の比重が高くなる**と思います。

それならそれで、やりようがあります。そこでいくつか、現実的な線で、肥満予防・解消に役立つ食べ方の見本を示しておきましょう。

肥満とサヨナラする「朝食」のコツ

朝食のポイントは、複数の具材の入った**汁物でお腹を温めて栄養をとる**ことと、**炭水化物でエネルギーをとる**こと。インスタント食品やコンビニ食でもかまいませんが、時間に余裕があれば、もちろん自分で作るのが理想です。

・カップスープ（ミネストローネなど、複数の具材が入っているもの）。
・菓子パン以外のパン1個（食パン1枚、ロールパン1個など）。
・ヨーグルト。

もしくは

・おにぎり1個。
・みそ汁（野菜を含め、複数の具材が入ったもの）。

肥満とサヨナラする「昼食」のコツ

昼食は、会社の近くで外食する人が多いと思います。

ポイントは、和食、洋食、中華などバリエーション豊かに、5店舗ほど**気に入った店を探してローテーションする**こと。そして**「日替りランチ」を選ぶ**ことです。お昼時は、たいていのお店に日替りランチがあるはずです。

たとえば、肉が好きな人は、どこに行っても肉料理を頼みがちですが、「日替りランチ」と決めておけば、ほぼ強制的に野菜料理も魚料理も食べることになります。

もし、たまたま日替りランチで肉料理が続いてしまったら、「週に2回は魚料理を食べる」ということも意識しておくといいでしょう（これは夕食も含めて調整してもかまいません）。

すると1週間、似たような昼食をとることがなくなるため、**1週間単位で自然と栄養バランスが調整される**というわけです。

お弁当を買って食べる場合は、「日替り弁当」を選び、インスタントのみそ汁やカップスープをつければ、同様の効果を得られます。

丼やパスタ、うどん、ラーメンなどの一品料理は栄養が偏ります。ローテーションに含めるとしても、週に1回程度に留めましょう。

肥満とサヨナラする「夕食」のコツ

夕食の最大のポイントは、**エネルギーをとりすぎない**こと。

ほぼ1日の活動を終え、あとは寝るだけというタイミングで食べすぎれば、当然、そのエネルギーの大半が脂肪に置き換えられて蓄積されると考えてください。

お酒を飲む際は、とくに注意が必要です。お酒を飲むと感覚が麻痺し、どんどん食べたくなってしまうものだからです。

そのうえ、たとえ「糖質ゼロ」「カロリーゼロ」などと謳われていても、アルコールが中性脂肪の合成を促すというのは、前にも説明したとおりです。

日本酒でも焼酎でも、脂肪肝につながるという意味では変わりません。食べ物ではないために意識しづらいのですが「**お酒もカロリーの一部**」と思って飲むことが重要です。

食べすぎを防ぐには、**「少しずつ、いろいろな品を食べる」**のが効果的です。

そのために、家で食べる場合は、「目で満足する」よう演出するのも1つの方法です。たとえば、立派なお皿にちょこっとメイン料理を盛れば、見た目が豪華になります。

一方、ご飯は小さなお椀にこんもりと盛ったほうが見た目の満足度が高まります。

これに葉野菜やきのこ、海藻などの小鉢を2種ほどと、汁物をつければ、理想の夕食と言っていいでしょう。

すべて自炊しなさいと言っているわけではありません。スーパーで買ってきたお惣菜を、このように盛りつけてもいいわけです。

難しければ、カフェの**「ワンプレートランチ」を意識する**だけでもかまいません。

イメージしてみてください。カフェのワンプレートランチというと、スープとパン、サラダやラタトゥイユなどの野菜、肉や魚のメイン料理……というふうに、1枚のお皿に、栄養バランスよく、適量の食事が乗っています。

これを夕食に食べれば、**自然と食べすぎを防げる**でしょう。ワンプレートランチではお酒もすすみませんから、飲酒を控えられるというメリットもあります。

外で夕食をとる場合にも、いくつか食べすぎを防ぐコツがあります。

まず昼食と同様、いつも決まった店に行くのではなく、ローテーションすること。

そして、外食の最大の難点である、**塩分過多とエネルギー過多に気をつける**こと。

たとえば、揚げ物に炒め物、麺類……という選び方では、あっという間に塩分のとりすぎ、エネルギーのとりすぎになってしまいます。

揚げ物と炒め物はどちらかだけにする、青菜のおひたしのようなシンプルな料理を頼み、しょうゆは控えめにして食べるなど、なるべく低塩分、低エネルギーを意識して選ぶようにしてください。

居酒屋のメニューは、たいていは、「刺身」「野菜」「肉料理」「魚料理」「揚げ物」「ご飯物・麺類」という具合にカテゴリー別になっています。

たとえば「揚げ物」から複数は選ばない、「揚げ物」と「肉料理」の両方から選ばないなど、メニューのカテゴリーにしたがって選んでも、摂取エネルギーを調整

夕食のコツ

- エネルギーをとりすぎない。
- 少しずつ、いろいろな品を食べる。
- 「ワンプレートランチ式」で食べる。

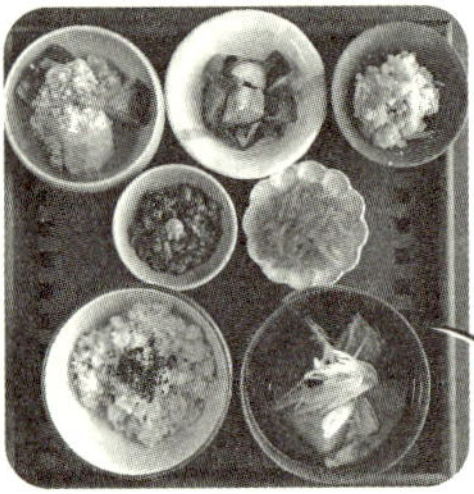

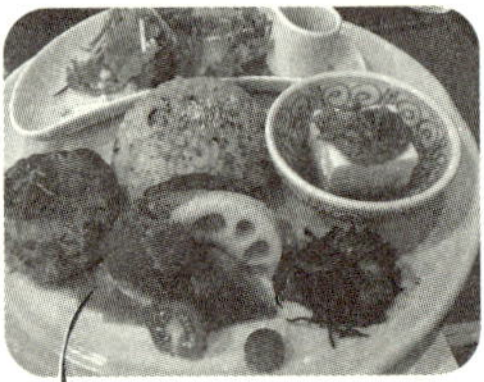

「ワンプレートランチ式」でもOK!

少しずつ、いろいろな品を食べる。

補食＋夜食のコツ

- 夕食が遅くなりそうな日は、夕方に軽く食べる。
- 夕食は「夜食」に格下げし、軽く食べる。

おすすめの補食は——

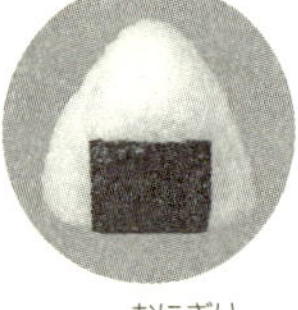

おにぎり

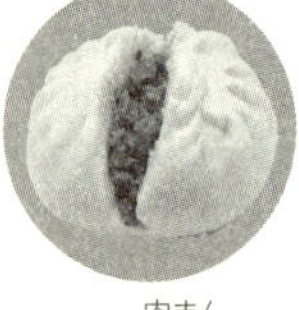

肉まん

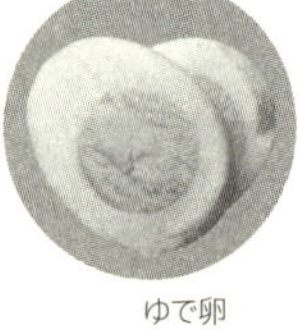

ゆで卵

肥満とサヨナラする「食べ方」のコツ

朝食のコツ

- 汁物でお腹を温めて栄養をとる。
- 炭水化物でエネルギーをとる。

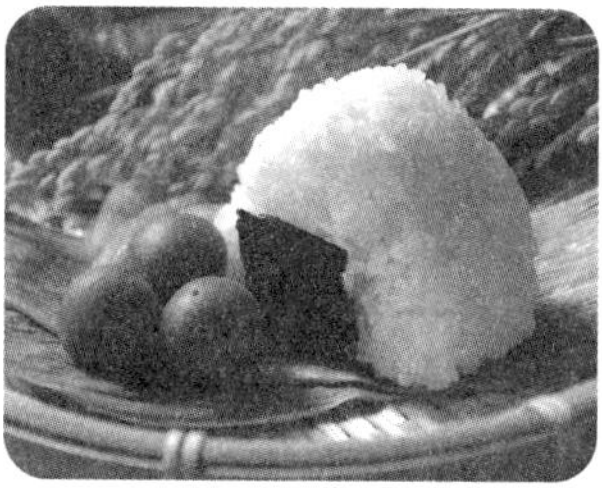

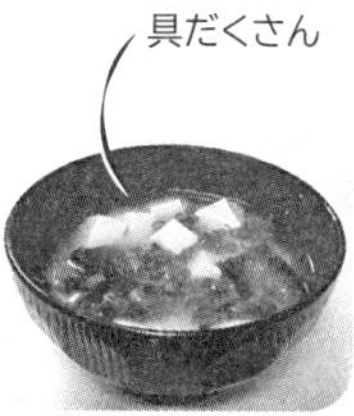

昼食のコツ

- 和・洋・中のお店をローテーション。
- 「日替りランチ」を選ぶ。

和食

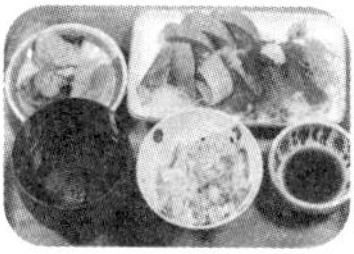

洋食

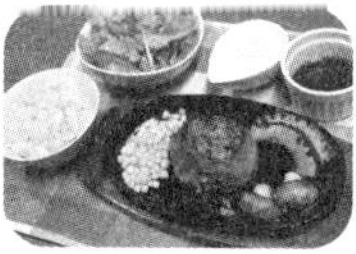

中華

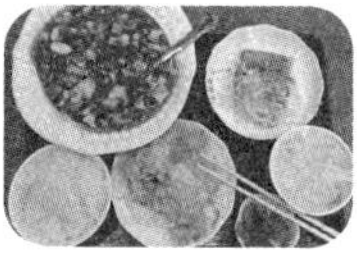

できるでしょう。

さらに、**メイン料理は「昼食と違うもの」を選ぶ**こと。

魚は積極的に食べたほうがいいので、とくに、お昼に肉料理を食べたら、夜は必ず魚を食べると決めておくといいでしょう。昼は煮魚、夜は刺身、というふうに魚が重複するのはかまいません。

最後にもう1つ、**「最初に注文を完了させる」**こと。

お酒を飲む場合はなおさら、外食では「あれも、これも」と後から食べ物を追加しがちではないでしょうか。

結果、最後の締めまで食べてしまって、明らかにカロリーオーバー……という事態を避けるために、「とりあえずビールと枝豆」ではなく、最初にメニューをくまなく見てひととおり注文し、「これ以上は食べない」と決めておきましょう。

肥満とサヨナラする「補食＋夜食」のコツ

ときには仕事が立て込んで、会社を出るのが遅くなることもあると思います。

そうでなくても、夜遅くに夕食をとり、すぐに寝るのは、肥満につながる習慣です。昼食からの空き時間が長くなればなるほどお腹が空《す》きますから、夜遅くにもかかわらず食べすぎるという危険もあります。

何となく夜遅くに食べてしまう習慣はすぐに改善するとして、どうしても夜遅くなってしまう場合は、いい対処法があります。

「今日は遅くなりそうだな」と予測がついたら、**16時や17時に、軽く食べる**のです。前にも触れた「補食」をとるということです。コンビニで買えてすぐに食べられる、おにぎりや肉まん、ゆで卵などがいいでしょう。

そして夜、仕事を終えた時点で小腹が減っていたら、軽く食べます。

これは「夕食」ではなく「夜食」です。きちんとした夕食を格下げして、**「補食」と「夜食」の2回に分けて食べる**と考えてください。

あくまでも「軽く」ですから、夜食にラーメンなどはいけません。補食と同じくらいのもの、あるいはお酒を1杯とエネルギーの低いおつまみを1~2品程度に留めましょう。

食事は「満腹」ではなく「満足」を基準に選ぶ

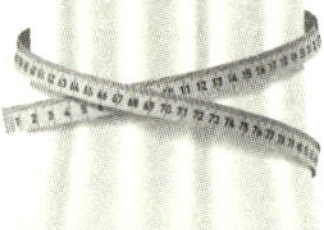

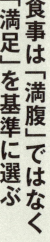

じつは、胃は簡単に伸び縮みします。

食べすぎが続けば容量が大きくなりますし、少食が続けば容量が小さくなります。

ただ、それ以上に**食べる量を左右するのは、じつは、心理的な満足感があるかどうか**です。胃という袋に「どれだけ詰め込んだか」ではなく、その食事に、心が「どれだけ満足できたか」ということです。

食べたものに満足できなければ、「まだお腹いっぱいではない」という欠乏感が続き、満腹を求めて、つい食べすぎてしまいます。

でも、本当に食べたいものをちゃんと味わって食べ、**「おいしかった」という満足感があれば、たいていは、適量以上を食べることはありません。**

たとえば、**私はラーメンが大好き**です。休みの日に「今日のお昼はラーメンにしよう」と思うこともしょっちゅうですが、ふらりと出かけて、通りすがりのラーメン屋さんに適当に入ったりはしません。

ラーメンの真髄はスープにあると思っているので、材料にこだわっておいしいスープを作っているラーメン屋さんを調べます。「この店、よさそう」と思ったら、電車に乗ってでも出かけ、行列ができていても並びます。

こうして食べるラーメンは格別です。おいしいスープをしっかり味わえば、麺を半分程度にしてもらっても満足できて、それ以上、食べたいとは感じません。

みなさんにも、きっと、そういうものがあるはずです。

ケーキに目がない、チョコレートに目がない。それはいいのです。

ただし、好きならば、惰性で食べず、**本当に食べたいタイミングで、食べたい種類のものを選んで食べる**ようにしてください。

ケーキが大好きだからといって、ケーキバイキングで量を求めるのではなく、本当においしい、質のいいケーキを1つ食べる。「何種類も制覇した！」という達成感を、「いいものを、じっくりたしなんだ」という満足感に置き換えるのです。

本当に食べたいものばかりを食べていたら、食事が偏ってしまうのでは……？と思ったかもしれませんが、人間の感覚は、意外と、よくできています。

いくら焼肉が大好きでも、焼肉が続いたら「そろそろ野菜が食べたいな」というふうに、「本当に食べたいもの」が変わっていくはずです。

ですから、**「本当に食べたいもの」を指標にしていれば、まず問題ない**と言っていいでしょう。

日常の食事でも、適当にお腹を満たすために食べるのではなく、満足のために「今日は何が食べたいかな」と自問自答してください。

といっても、周囲に流されて「食べたい気になる」というのは違います。

たとえば、空腹ですらないのに、テレビをつけたらラーメン特集をやっていて、急にラーメンが食べたくなる。これを「本当に食べたいもの」と勘違いして食べてしまったら、肥満の始まりです。

日ごろから「本当に自分が食べたいもの」で満足することを追求していれ

ば、肥満につながるほど、つねに食べすぎてしまうことはありません。

「何でもいいから、お腹に入れよう」と食べるものは、言葉は悪いのですが、腹を満たすためだけに食べる「エサ」です。人間なのだから、**心理的に満足できる「食事」を心がけたい**ものです。

もちろん、ときには、旅行先でグルメめぐりをしたり、誕生日に豪勢にレストランで食事をしたりと、おいしいものを食べすぎることはあるでしょう。

でも、これらは、まぎれもなく、心が満足できる「食事」です。**「特別な日のこと」と思い切って心ゆくまで食べる。**たとえ食べすぎたとしても、自分を許していいのです。翌日から、また適量で満足できる食事に戻せば、まったく問題ありません。

幸いなことに、私たちは、満腹を追求しなくても、餓死しません。

そんな時代や国に生まれたのは幸運ですが、油断して、習慣と惰性に流されてしまったら、肥満まっしぐらです。

感謝しつつ、本当に食べたいタイミングに、本当に食べたいものを食べ、お腹の容量よりも心を満たす食事をしていきましょう。

1日5回「小分けに食べる」と太らない

肥満と糖尿病は、ほかの生活習慣病以上に、強く関係しています。

肥満防止は糖尿病防止と地続き、ほぼイコールとも言えるため、ここからは**糖尿病を防ぐ食べ方のコツ**をお話ししていきましょう。

肥満が糖尿病につながる3つのメカニズムを覚えていますか。

1つは、肥満になると、インスリン抵抗性になるから。

2つめは、食べすぎによってインスリンの「受け手」が疲弊し、細胞への糖の取り込みに支障が起こるから。

そして3つめは、食べすぎによってインスリンの「発し手」が疲弊し、インスリンの分泌そのものが減ってしまうからでしたね。

ここで紹介するのは、2つめと3つめに効く方法です。

具体的には、1日の食事を「朝・昼・晩」の3回ではなく、**「朝・昼・午後・夕方・夜」というふうに5回程度に分けて食べる**のです。

多くの人は、1日の食事を「朝2、昼3、夜5」という割合で、夕食に比重を置いた食べ方をしていると思います。これを**「朝2、昼3、午後1、夕方1、夜3」**にすると、一度の食事でとるカロリーを少なく調整することができます。

朝食はきちんと食べてほしいのでそのままにし、昼食と夕食の分量をごはん小盛りにしたり、おかずを少し残したりして、控えめにします。その分、15時ごろと18時ごろに補食として、バナナやおにぎり1個程度を食べる、といった具合です。

なぜ、これが糖尿病リスクを下げることにつながるのかというと、インスリンは、一度にたくさん食べたときに、大量に分泌されるからです。

たとえば、ある男性の1日の摂取エネルギーが、約2000キロカロリーだったとしましょう。これは成人男性の平均的な推奨摂取エネルギーです。

ところが、この2000キロカロリーを1食の食事で摂取すると、食べた直後に血糖値が急激に上がり、インスリンが大量に分泌されます。

たまのことならともかく、一度の食事で大量に摂取する「ドカ食い」が習慣化していたら、インスリンの「受け手」も「発し手」も疲れてしまいます。

まさに、先ほど復習した2つめと3つめのメカニズムが起こり、糖尿病になるリスクが格段に高くなってしまうというわけです。

同じ摂取エネルギーでも、小分けに摂取すれば、こうはなりません。食べれば必ず血糖値は上がりますが、上がり方がゆるやかになるため、**インスリンの「受け手」も「発し手」も、ゆるやかに健やかに働き続けることができる**のです。

ただし、1つ絶対に注意していただきたいことがあります。

回数を増やすことで、摂取エネルギーが増えてしまっては元も子もありません。

そうなれば、肥満によってインスリン抵抗性になり、糖尿病になるという、まったくの逆効果を招くことになってしまいます。

あくまでも「適量を小分けに食べる」という話であって、以前どおりに朝食・昼食・夕食を食べる上に、2~3回の間食を加えてもいいということではないのです。

この点にはよくよく気をつけて、1日の総摂取エネルギーが許容量を超えないよう、きちんと食べる量をコントロールしてください。

血糖値が高い人は「ご飯を半分残す」だけでも大違い

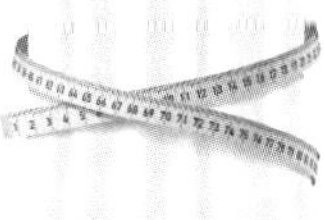

肥満の原因と言えば、ひと昔前は「脂質」でしたが、今では「糖質」が槍玉に上がっています。

糖質を含む炭水化物を完全にカットし、肉や魚、卵などのたんぱく質食品と野菜しか食べないダイエット法も、かなり広まっているように見えます。

肥満にならない、健康的な食事の要は栄養バランスです。炭水化物をカットすれば、すぐにやせられるのかもしれませんが、長い目で健康を考えれば、そんな**極端な方法はおすすめしたくありません。**

ただ、日本人の食文化の中心には「米」があります。料理の添え物としてパンを食べる欧米人より、日本人は、炭水化物の摂取量が多いことは否定できません。

かつての日本人は、炭水化物をたくさん食べても、畑仕事などのハードな肉体労働が主だったため、肥満も糖尿病もありませんでした。炭水化物は、日々の労働をこなすために必要なエネルギー源だったのです。

また、文明が発達していない時代、籠に乗れたのは殿様やお姫様だけであり、大半の人の移動手段は「徒歩」でした。文明が進んで電車や車が登場してからも、戦後間もないころまでは、普段の移動は徒歩や自転車が当たり前でした。

しかし現代は、事情が異なります。労働はデスクワークが多くなったうえに、ちょっとした移動でも、電車や車を使うのが当たり前になっています。

そのうえ、活動量は圧倒的に減っている一方、**糖質食品は、昔より圧倒的に手軽に、安価に手に入る**ようになっています。

定食屋さんでは「ご飯のお代わり無料」が当たり前ですし、コンビニやスーパーに行けば、100円程度でおにぎりが買えます。1日3食、肉だけを食べるより、おにぎり3つで食事を済ませるほうが、ずっと簡単なのです。

さらに、現代の品種のお米は、玄米ですらもふっくらと柔らかく甘く、食べやすい、ゆえに食べすぎやすくなっているということも、つけ加えておきましょう。


糖質を敵視するのは間違っていますが、こうした背景も含めて考えると、**炭水化物の摂り方には少し気をつけたほうがいい**と言えます。

炭水化物をたくさん食べると、血糖値が急上昇します。

したがって、炭水化物を減らし、その代わりに、腸内環境を改善する食物繊維（野菜やキノコ類）と、筋肉などの材料になるたんぱく質（肉類、魚類、豆類）を多くとる食事は、とくに糖尿病リスクの低減に効果的です。

繰り返しになりますが、糖質をゼロに近づける必要はありません。ストイックに糖質をカットしたほうがいいのは、糖尿病がかなり深刻なレベルにまで進んでしまっている人だけです。

血糖値が高めと指摘されたことがある人は、肉や魚、大豆製品などのおかずをしっかり食べる代わりに、**お米は、お茶碗半分でやめておく。**これだけでも十分、血糖値コントロールが可能になります。

おかずをしっかり食べるといっても、肉や魚や大豆製品は、それほど一度に大量に食べられるものではありません。そのなかでご飯を減らせば、摂取エネルギーそのものも減ることになり、肥満の解消にもつながります。

ごはんは「会話をおかず」に、楽しく食べよう

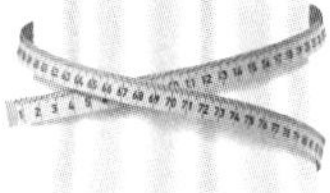

1人で食べると、早食いになりがちです。
そして早食いは、肥満の一因であると同時に、食後血糖値の急上昇にもつながります。すると、インスリンが大量に分泌され、それに関わる臓器が疲弊し……という糖尿病のメカニズムは、もう説明するまでもありませんね。

早食いを避けるには、**よく噛んで食べる**。目安は、ひと口あたり30回以上——というのは、よく言われる方法でしょう。

たしかに、よく噛んで食べれば、食べ物の糖が少しずつ体内に供給されることになり、食後血糖値の急上昇は起こりにくくなります。

噛むことで唾液や胃の消化液がふんだんに分泌され、消化吸収機能が上がるというメリットもあります。

ただ難点は、もともと早食いの人にとっては、そう容易に習慣づけられないということです。最初は「よく噛んで、ゆっくり食べよう」と心がけるものの、気がついたら早食いになってしまうのです。

早食いの習慣を正すには、もう少し強制的に、ゆっくり食べるようになる工夫が必要でしょう。そこで効果的と考えられるのが、1人で食べない、つまり**人と一緒に食べる**こと、というわけです。

1人で食べていると、食べる以外にすることがありません。でも、人と食べれば、当然、会話が生まれます。

食べるのも話すのも、1つしかない「口」で行なうことですから、人と会話をすれば、それだけ、ゆっくり食べることになるのです。

1人暮らしだと、朝食は基本的に1人でしょうが、昼食や夕食は、なるべく人と食べるようにする。

それほど難しくはないはずです。仲のいい同僚や友人など、自然に会話が弾みやすい人を誘って食べに行ってください。

「必要な甘味か、不要な甘味か」考える習慣

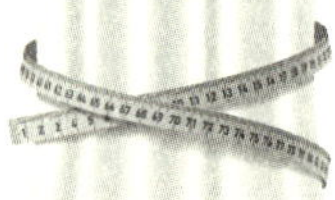

甘味はあっても、自然な糖ではないから、カロリーがない。血糖値が上がらない。

こうした特徴から、人工甘味料を、肥満や糖尿病の人の救世主のように言う人もいます。

私も、患者さんにおすすめすることはあるのですが、かなり限定的です。たとえば、糖尿病の人が、肉じゃがを作るときに、砂糖の代わりに人工甘味料を使う。これはいいでしょう。肉じゃがは、適度な甘味がなくては成り立たない料理だからです。

でも、ヨーグルトやコーヒーに、**砂糖の代わりに人工甘味料を入れるというのは、おすすめしません**。なぜなら、ヨーグルトやコーヒーは、本来、甘味など足さなくてもいいものだからです。

このように、私は、「**必要な甘味**」か「**不要な甘味**」かによって、砂糖を人工甘味料で代用していいかどうかを分けているのです。

子どもが甘いものを好むように、甘味は、もっとも単純でわかりやすい味覚です。本来、甘味が必要ないものでも、甘くしなくては食べられない、飲めないという人は、言ってしまえば、「子どもの舌」から卒業できていないのです。

その舌のまま、なんでもかんでも砂糖を人工甘味料で代用していたら、一向に甘味から卒業できません。

人工甘味料でごまかしているだけで、何につけても甘みが欲しくなる味覚自体は、変わらないということです。油断すれば糖分をとりすぎてしまう危険があり、それはそのまま、肥満や高血糖を悪化させることに直結します。

何にでも砂糖を入れたくなるのは、昔から甘味に慣れ親しみ、卒業する機会がなかったために、習慣的に欲しているだけではないでしょうか。

いったんなくしてみれば、苦味、酸味、旨味という、新たな味覚の楽しみに目覚めるはずです。

「必要な甘味」とは、言い換えれば、料理の「さ（砂糖）、し（塩）、す（酢）、せ（しょうゆ）、そ（みそ）」の「さ」に分類できるものです。それ以外は、「甘くて当たり前」という見方を改めて、甘味なしでトライしてみてください。

4章

「食べ方を変える」だけで、みるみる健康になる!

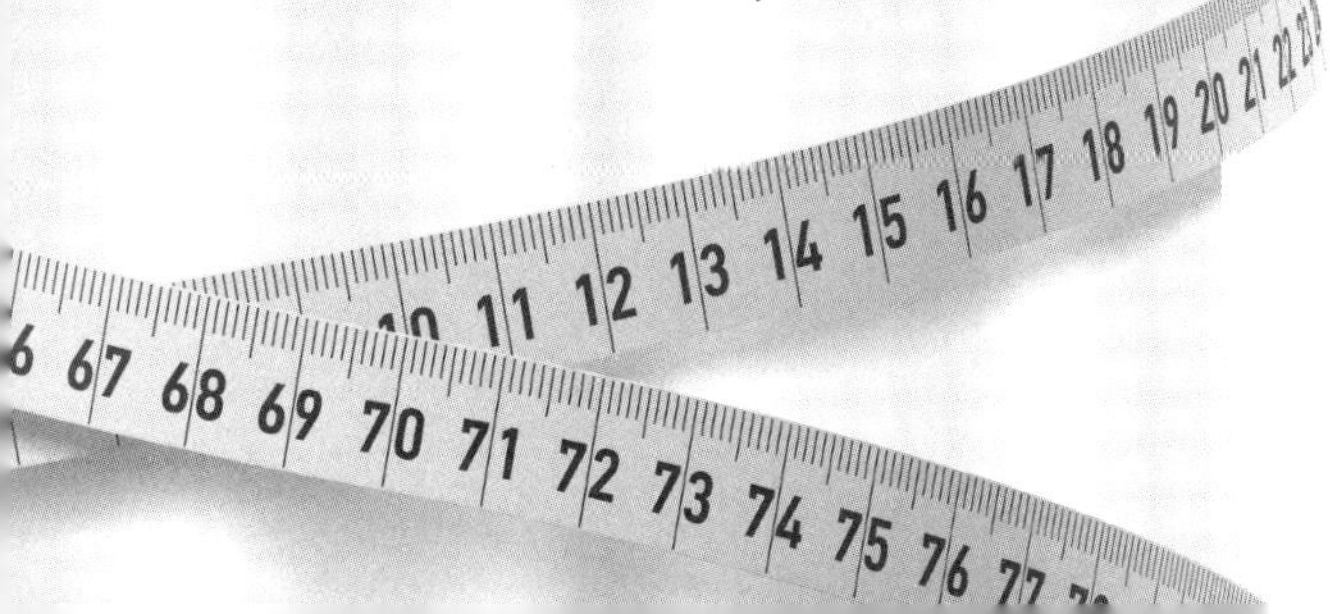

「塩をなめてから、料理を食べる」とムリなく減塩できる

生活習慣病は、生活習慣から生まれる病気であり、早めに生活習慣を正せば、薬を飲まずにサヨナラできる病気です。

もっと深刻な段階に進む前に生活習慣を改善することで、「元気で長生き」の道が大きく開かれるのです。

前章では、肥満と糖尿病を防ぐ食習慣について見てきました。

本章では、高血圧、脂質異常症、脂肪肝、高尿酸血症についての**食生活の改善ポイントと、健康度を全体的に底上げする食べ方のコツ**を紹介していきましょう。

まずお話ししたいのは、**塩分のとり方のコツ**です。

料理は塩味がなくてはおいしくありませんが、塩分過多の食生活が続けば、高血圧、さらには動脈硬化、脳卒中、心筋梗塞につながります。「おいしい」をすべて諦める必要はありませんが、不用意に、過剰に塩分をとってしまうのは避けていきましょう。

塩分摂取量を減らすと言うと、「味がない」「おいしくない」と嫌がる方は少なくありません。

でも、まず取り組むべきは、薄味にすることより、**「無自覚に食べる塩分」「丸呑みする塩分」をなくす**ことです。

じつは多くの人が、しょうゆや塩を、不用意に過剰に摂取し、知らず知らずのうちに高血圧のリスクを高めていると考えられるのです。

まず、「しょうゆ」からいきましょう。

たとえば、刺身を食べるとき、両面をヒタヒタとしょうゆにつけて食べていませんか。

最後にツマを食べるときにも、しょうゆの小皿にドボンと浸し、たっぷりしょうゆが絡んだものを口に運んでいないでしょうか。

おそらく多くの場合は、習慣的にそうしているだけで、たくさんしょうゆをつけなくても、十分、おいしく食べられるはずです。

刺身は、しょうゆにつけたあと、**少しツマで払ってから口に運ぶ**ようにしてみてください。すると、刺身からツマへとしょうゆが移りますね。そして最後、改めてツマをしょうゆにつけずに食べれば、トータルの塩分摂取量を抑えることができます。

では、塩はどうでしょうか。

塩にもいろいろな種類がありますが、なかでも**要注意なのは「岩塩」**です。

岩塩は、岩石の間で作られた大きな塩の結晶です。それを粒状にまで削ったものを料理に入れたり、料理につけて食べたりします。

近年では、お店の天ぷらやステーキのつけ塩として出されるのをよく見ますし、自宅で使っているという人もいるかもしれません。

でも、岩塩は、粒状という形状ゆえに、不用意に過剰な塩分をとってしまう危険があるのです。

なぜなら、粒状だと、そのうち幾分かは、塩味を感じる前に、**口のなかを素通りして体内に入ってしまっている**と考えられるからです。

たとえば、ステーキをひと切れ取って、岩塩をつけたとしましょう。粒が大きいので、サラサラの塩をつける以上の分量がベタッとくっついてしまいます。それでも、あまり「しょっぱいな」「つけすぎたな」とは感じません。

つまり、ベタッとくっついた岩塩の一部は、**味覚でとらえられないまま、丸呑みされている**ということです。

じつは、似たようなことが、しょっぱいおかず全般でも起こっています。

たとえば、塩辛やタラコをおかずにご飯を食べるとき、みなさんは、どうしていますか。ある程度、まとまった量をご飯に乗せて、ご飯ごとかきこんでいる人は多いのではないでしょうか。

でも、ご飯に乗せた塩辛やタラコを、すべてしっかり味わっているかといえば、そうではないでしょう。

先ほどの岩塩と同じく、そのうち幾分かは、塩味を感じる前に、口のなかを素通りして体内に入っているはずです。

こうした無自覚な塩分摂取を避けるには、先に塩味をしっかり感じられるように食べることです。

お店で小皿に入った岩塩が提供されたら、その塩を直に料理につけるのではなく、まず小皿から**岩塩をひと粒とって、口に入れる**。そして塩味が感じられたら、料理を、何もつけずに口に運びます。

タラコや塩辛など、しょっぱいおかずも同様です。ご飯に直に乗せるのではなく、まず少量を口に含み、味わってからご飯を口に入れます。

この食べ方なら、1切れの塩辛、箸先少しのタラコでも、十分、ご飯のお供になります。

しょうゆは「ポン酢」に、塩は「マヨネーズ」に置き換える

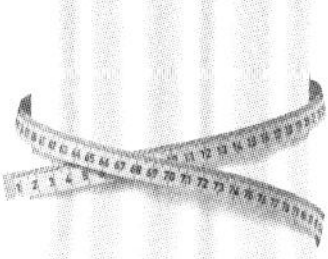

塩分摂取を控え、高血圧のリスクを下げるには、調味料や食品の「**置き換え**」も効果的です。

たとえば、おひたしなどには、しょうゆの代わりに**ポン酢しょうゆ**や、**出汁《だし》しょうゆ**を使う。

調理では**乾燥ハーブ**や**スパイス**を活用し、塩はあまり入れないようにする。

また、以前は不健康食品として扱われてきた**マヨネーズも、じつは塩分摂取を抑える強い味方**です。高血圧予防という意味では、卵と油と少量の塩で作られたマヨネーズのほうが、塩やしょうゆをたっぷり使うより健康的と言えるでしょう。

だからといって、マヨネーズならば、いくらとってもいいということではありま

せん。「置き換える」以上にとれば、肥満や脂質異常症といった別のリスクが高くなってしまいます。

ここでお話ししているのは、あくまでも「置き換え」の話なのです。

1つひとつは小さなことですが、この積み重ねで、着実に、不用意な塩分摂取をなくしていくことが重要です。上手に置き換えることで、**おいしさを諦めなくても、塩分摂取はかなり抑えていける**のです。

また、新たに入る塩分を抑えると同時に、すでに体内に入ってしまった塩分の排出をうながす食品を取り入れるのもいいでしょう。

緑黄色野菜をはじめ、**リンゴ**や**バナナ**も、**塩分排出をうながすカリウムが豊富**。

ただし、果物を食べるなら、やはり「置き換え」の意識が必要です。

1日3食、しっかり食べたうえに果物を「プラス」してしまうと、摂取エネルギーが増え、肥満につながりかねません。肥満になれば、高血圧にもなりますから、せっかくのカリウム摂取の効果も、ほぼ無に帰するというわけです。

「塩分摂取」を上手に控える法

調味料を「置き換える」

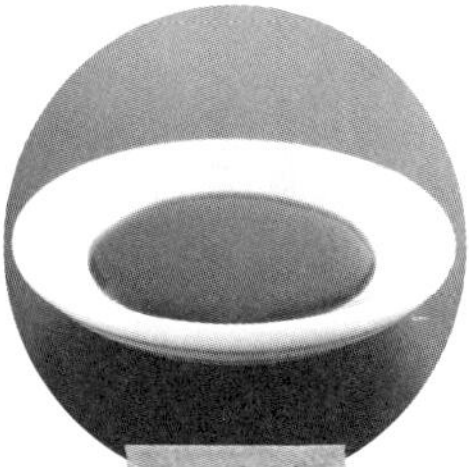
しょうゆ

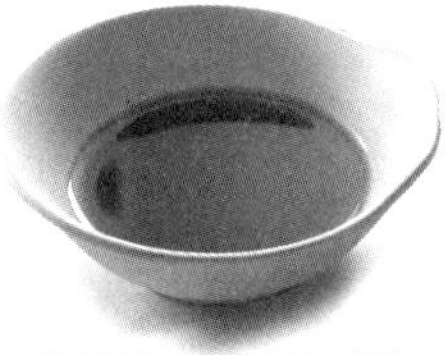
ポン酢しょうゆ

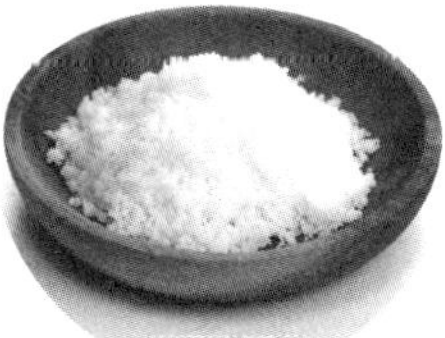
塩

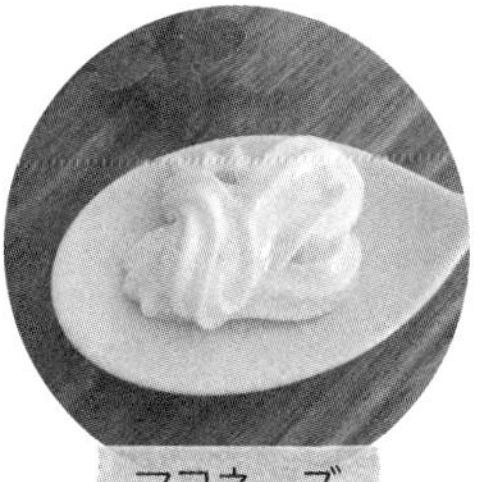
マヨネーズ

たとえば、朝食のパン1枚をバナナ1本にする。

昼食のご飯を半杯にして、デザートにリンゴを半個食べる。

普段どおりの食事プラス果物ではなく、このように摂取エネルギーのいくらかを、果物でとると意識してください。

「原材料名が2行以上」の加工食品は買わない

ハム、ベーコン、ソーセージなどの加工肉。

スーパーのお惣菜や、インスタント食品や、スナック菓子。

こうした**加工食品は、2つの理由から、なるべく避けてほしい**食べ物です。

1つは、今までにも触れてきた「**塩分**」です。

たとえば、加工肉は、もともと、食べ物が少なくなる冬を越すための保存食でした。生のままではすぐに傷んでしまうため、大量の塩で漬け込んだものを、昔の人は、少しずつ大事に食べていたのです。

しかし現代では、「おいしいから」という理由で、頻繁に加工肉を食べるようになっています。ほぼ保存の意味合いは失われているため、かつてほどの塩分ではないかもしれません。

それでも、**加工肉から摂取する塩分は、焼いただけの生肉より、はるかに多くなる**のです。

また、スーパーのお惣菜やインスタント食品、スナック菓子なども、たいていは味つけが濃く、塩分過多の心配があります。濃い味つけにしなくてもおいしいのは、家庭料理の特長と言ってもいいでしょう。

加工食品を避けたい2つめの理由は、「**添加物**」です。

日持ちを長くするため、見た目をよくするため、あまりよくない素材にうま味を足すため……。さまざまな目的で、加工食品には、じつに多様な添加物が使われています。

もちろん、すべて国の認可がおりているものです。「だから安心でしょう？」と思うかもしれませんが、じつは、そうとも言い切れないのです。

というのも、食品添加物の安全性は、基本的に、短期間の実験で立証されているのみだからです。つまり、国の認可は、**長期間にわたる摂取に対して「安全」のお太鼓判を押したものではない**ということです。

長期間にわたってとり続けた結果、体にどんな変化が起こるのかは、まだ誰にもわかっていない。それくらい歴史の浅い食品添加物が多いというのが現状なのです。

そういう背景があるため、私は「加工食品は裏のラベルを見て、**2行以上、よくわからない成分が並んでいたら、買わない**ようにしましょう」と、患者さんにもお話ししています。

塩分と添加物。これらを避けるために、加工食品は、なるべく食べないようにしていきましょう。

スナック菓子は、「たまの嗜好品」。

スーパーやコンビニのお惣菜、インスタント食品は、ちゃんと手作りしているお店や、自炊した料理を食べる余裕がないときの「非常食」。

　このように考えてください。

　そして、ハムやベーコン、ソーセージなどの加工肉を食べるなら、できるだけ無添加のものを選び、ほかの塩分を抑えること。

　たとえば、無添加のベーコンをスープに入れるのなら、食塩は加えないようにします。ベーコンから塩味がしみ出しますから、別の塩味を足さなくても、まったく物足りなくありません。

肝臓数値は「たった1週間の断酒」で正常になる

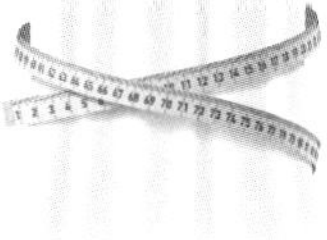

「中性脂肪が高い」
「脂肪肝の疑いがある」

健康診断で、このように指摘された人は、前章でお話しした肥満対策と合わせて、飲酒習慣も見直していきましょう。

アルコールは、肝臓で最終的に酢酸に作りかえられて無害化されます。この途中で合成される**「アセトアルデヒド」**という物質が、血管を傷つけ、動脈硬化を進めると考えられています。

つまり、お酒の飲みすぎが、脂肪肝のみならず、動脈硬化から脳卒中や心筋梗塞を招く可能性もあるということです。

お酒が大好きという人は、飲み方を今すぐ見直すに越したことはありません。

まず、1週間ほど、お酒を断ってから、血液検査を受けてみてください。

「毎日、晩酌を欠かさない」という人には酷な話かもしれませんが、アルコールを断つビフォア&アフターの数値の変化が、その後の対策を左右します。

肝臓が、まだ本来の再生能力を保っていれば、**γ-GTPは、1週間の断酒で十分、正常値にまで回復**します。

それにともなって、中性脂肪もストンと下がるはずです。

1週間、お酒を断ってみて、数値が正常化したらギリギリセーフ。といっても、元の飲酒習慣に戻していいというわけではありません。

今までの飲酒習慣で、中性脂肪やγ－GTPの数値が悪くなった。この事実をなかったことにしてはいけません。「お酒を飲みすぎていたせいで数値が悪かったんだ」と、原因が特定できたのですから、あとは対策あるのみです。

肝臓は非常に再生能力の強い臓器です。20代や30代までは、少々お酒が好きで検診のたびに肝臓の数値が悪くても、お酒をやめればすぐに健康な状態に戻ります。

しかし、飲酒習慣を見直さないまま30代を過ぎ、40代、50代にもなると、さすがの肝臓も徐々に回復力が落ちていきます。

私の患者さんにも、こんな人がいました。

会社の定期検診で肝臓の数値が悪く出てしまい、検診後の診察で「休肝日」を設けるよう医師に言われたそうです。

そこで、その人は1カ月ごとに「お酒を飲む月」「飲まない月」と決め、飲む月は好きなだけ飲み、飲まない月はいっさい飲まないようにしてみました。

お酒を飲む月に肝臓がダメージを受けても、飲まない月に回復してくれれば、プラマイゼロだろう、というわけです。

しかし、思惑どおりにはいきませんでした。

その人の要望で毎月、血液検査を行なったところ、徐々に肝臓の数値が悪くなっていったのです。それに呼応するように体重も中性脂肪も徐々に増えていってしまいました。

いくら肝臓の回復力が優れており、肝臓を休める期間を設けるといっても、大きなダメージを与え続ければ、次第に傷んでいくのです。

もし、お酒を断っても数値が悪いままだったら、残念ですが、すでに肝臓がだいぶ傷んでいるということです。健康長寿を願うのならば、「お酒は打ち止め」と考えて、断酒することをおすすめします。

でも、**1週間、お酒を断って数値が正常化したのなら、脂質異常症（高中性脂肪血症）でも脂肪肝でも、まだ救いようがある**ということです。救いようがあるうちに対策すれば、一生、元気な肝臓でいられます。

せっかく正常値に収まった数値を、また異常値にしてしまわないために、飲酒を適量に調整していきましょう。

医師が教える「お酒を百薬の長にする」飲み方

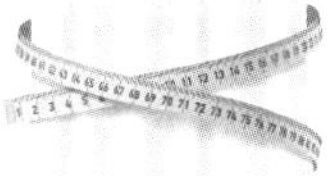

「酒は百薬の長」——。
そう言われるとおり、飲みすぎさえしなければ、お酒は健康を害するどころか、健康に寄与します。
現に、「1日1合弱の飲酒習慣がある人は、飲酒習慣のない人より、動脈硬化の発症率が少なかった」「**適量のアルコール摂取は、善玉コレステロールを増やす**」などの研究報告もあります。

その他、お酒には、血管拡張作用によって血流をよくする、リラックス作用があるなどのメリットもあります。

断酒しても中性脂肪やγ－GTPの数値が正常化しない人を除けば、むしろ毎日の飲酒はおすすめしてもいいくらいなのです。

ただし、すべては「**適量を守れば**」の話です。適量を超える飲酒は、中性脂肪、脂肪肝、動脈硬化を促進させる毒となります。

お酒を薬から毒へと転じさせない「適量」は、「**1日に日本酒0・7合**」。**ビールならば350ミリリットル缶1缶、ワインならグラス1杯程度**です。

酒豪を自任する人には、かなり物足りないように思えるかもしれません。

でも、適量を守れば、毎日飲めるし、一生飲めると考えれば、それほど残念な話でもないはずです。

このように、飲酒は、とにかく適量を守ることがすべてなので、適量を超えて飲まないコツも、いくつか紹介しておきましょう。

「のどごしのいいお酒」「強いお酒」は選ばない

ビールやサワー類の醍醐味は、大半が味わいよりも「のどごし」です。だから、ついゴクゴクと**一気に飲んでしまいがち**です。そのうえ、こうしたお酒はキンキンに冷やして飲むものですから、体を冷やすという難点もあります。

ビールやサワー類より、日本酒やワインなど、口を湿らす程度に飲んでいくお酒のほうが、飲酒量は抑えられるでしょう。

もう1つ注意していただきたいのは、アルコール度数です。

少しずつ飲むお酒でも、アルコール度数の高いウイスキーやブランデー、焼酎をストレートやロックで飲むのは、あまり体にいい飲み方ではありません。

お酒は、大きく**醸造酒**と**蒸留酒**に分かれます。

醸造酒は、穀類や果物などの原料に酵母を加えて発酵させたもの。酵母の菌が、原料に含まれるブドウ糖を「食べる」とアルコールが発生し、「お酒」になります。

蒸留酒は、醸造酒を熱して蒸発させたアルコールを冷やして、液体に戻したものです。大まかに言えば、日本酒を蒸留すれば米焼酎に、ワインを蒸留すればブランデーになるということです。

こうした製造法の違いから生まれる最大の違いは、アルコール度数です。醸造酒のアルコール度数は、高くても、日本酒の20度程度。それは、アルコール度数が高くなりすぎると酵母が死に、発酵が止まるからです。

一方、蒸留酒だとアルコールが濃縮されるため、アルコール度数は35～55度、なかには80度や90度を超えるものもあり、醸造酒よりずっと高くなります。

つまり、アルコール度数の高い**蒸留酒は、生き物が生存できないくらいのアルコール度数**になっているということです。

ウイスキーやブランデー、焼酎は体に優しくないお酒と言っていいでしょう。

ゴクゴク飲んでしまうのどごしのいいお酒、強いお酒は避け、**体に優しいアルコール度数（15～17度）のお酒**にする。これらの点をクリアするのは、やはり**ワイン**と**日本酒**です。

日常的に飲むお酒は、このどちらかにするといいでしょう。

医師が教える上手な「お酒の選び方」

なるべく控えたいお酒

1.のどごしのいいお酒

ゴクゴク
飲みすぎる

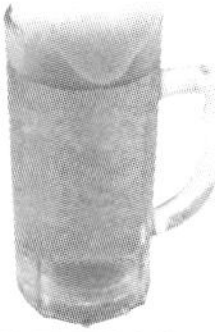

ビール

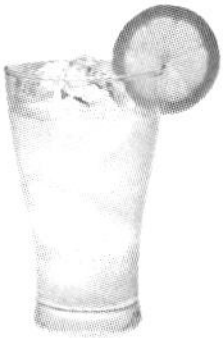

サワー類

2.強いお酒

体に
優しくない

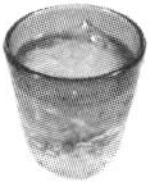

焼酎

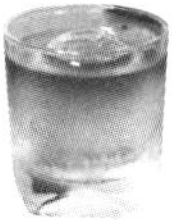

ブランデー

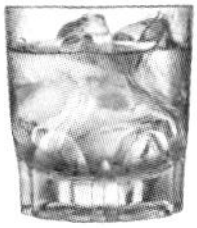

ウイスキー

おすすめ
のお酒

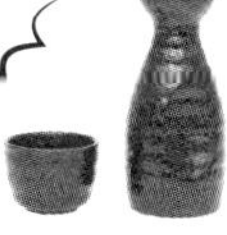

日本酒

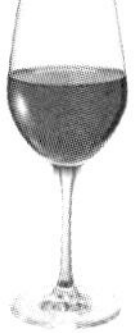

ワイン

惰性で飲んでいるぶんは、「炭酸水」に置き換える

いつも飲んでいる量は「本当に飲みたい量」なのでしょうか。

おそらく、ダラダラと惰性で飲んでいるぶんも多いと思います。本当に飲みたい量は、意外と、先ほど述べた適量くらいかもしれません。

そこでおすすめなのが、**「炭酸水」**です。

とくにビールやスパークリングワイン、サワー類などが好きな人には、効果てき面だと思います。

こうしたお酒がおいしいのは、じつは最初の1杯程度で、**あとは単にシュワシュワ感を楽しんでいるだけ**ではないでしょうか。だとしたら、飲みすぎているぶんは、アルコールが入っていなくてもかまわないはずです。

炭酸水でシュワシュワ感を楽しみつつ、お酒は、たしなむ程度にする。これだけでも、惰性で飲んでいるぶんをカットし、アルコール摂取量を大幅に抑えられるというわけです。

ワイングラスに炭酸水を注げば、スパークリングワイン感覚、ジョッキに氷と炭酸水を入れて、レモン水でもたらせば、レモンサワー感覚で飲めるでしょう。

ノンアルコールビールやノンアルコールワインに置き換えてもいいのですが、飲んでみて「おいしくないな」と思った人も多いと思います。

代用品は、しょせん代用品です。不満を持ちながら飲むくらいなら、潔く炭酸水のシュワシュワ感を楽しんだほうが、満足度は高くなるはずです。

しかも、炭酸水は空気で一時的にお腹がふくれるため、飲みすぎだけでなく、食べすぎも防げます。

「大・中・小」ビールは、3つのサイズを用意

コンビニで買うビールというと、たいていは、350ミリリットル缶か500ミリリットル缶でしょう。

でも、ちょっと品揃えのいいスーパーに行くと、**135ミリリットルのミニミニ缶**や、**250ミリリットルのミニ缶**のビールも売られています。

ビールの摂取量を抑えるなら、こうした小さいサイズも、冷蔵庫に取り揃えておくといいでしょう。

小さいサイズだと割高にはなりますが、飲みすぎを防ぐには、飲む量の「選択肢」を、あらかじめ設けておくことも効果的なのです。

たとえば、お風呂上がりなどに、ビールののどごしを楽しみたいだけなら、350ミリリットルも飲む必要はないはずです。試してみれば、135ミリリットル缶1缶だけで十分に感じるものです。

飲む前に「飲む量を分ける」

自宅で、ボトルのワインや日本酒を開けることもあると思います。

酒飲みの習性として、飲み始めたら、ブレーキが効かなくなって飲みすぎるというのが通例です。ボトルを開ける場合は、なおのこと。「味が変わらないうちに全部飲み切らなくちゃ」という口実ができ、つい、飲みすぎてしまいます。

そんなときは、**飲み始める前に飲む量を決め、分けてしまう**のが一番です。飲まないぶんは、**スクリュー式のボトルに注ぎ口いっぱいまで入れて保存**します。

こうしておくと、お酒が空気と触れないため、お酒の酸化を抑えられるのです。

ワインが好きな私も、自宅にはさまざまなサイズのボトルがあり、いつも、この方法で保存しています。数カ月経っても、味の劣化を感じたことはありません。

油断して長期保存してしまい、味が落ちたと感じたら、料理酒として使ってしまいます。高い料理酒にはなりますが、料理酒として売られているものよりは確実においしいので、料理の味も一段上がります。

お酒は「食事の供」。「酔うため」には飲まない

ビアガーデンには酔っ払いがたくさんいますが、フランス料理店でベロンベロンに酔っ払っている人は、あまり見かけません。

その違いは、お酒を**「酔うため」に飲んでいるか、「食事の供」として楽しんでいるか**の違いです。

お酒を食事のお供と考えれば、食べ終わると同時に飲み終わります。でも、酔う

ためのお酒は、酔いが回るまで飲むことが目的になっているため、お酒が強い人ほど飲みすぎてしまうのです。

お酒の種類で言えば、ビールやサワー類は、ガブガブと飲むものであり、どうしても酔うためのお酒になりがちです。

お酒は、少量をたしなむ程度が一番健康的です。その程度で満足するためには、食事の供と考えること。料理に合わせた、ちょっといい日本酒やワインを飲むようにすれば、自然と飲みすぎなくなるでしょう。

「卵はOKで、タラコはNG」――痛風を防ぐ食べ方

痛風は、かつて「ぜいたく病」と呼ばれていました。

尿酸が体内で過剰に作られてしまう原因物質・プリン体の多い食べ物には、肉類

など、当時の高級食材が多かったからです。

庶民の食事は雑穀や豆類や菜っ葉で、肉や魚卵にはとても手が届かない。そんな時代であれば、たしかに痛風はぜいたく病だったと言えます。

でも今では、肉類は、たいていは誰にとっても「食べたいと思ったときに食べられるもの」になっています。100円程度で買えるハンバーガーなども、じつはプリン体の多い食べ物です。

つまり「食べたいから」「安価だから」と食べ物を選ぶことで、知らないうちに痛風や結石の痛みに苦しむリスクを高めてしまっているかもしれないのです。

もはや痛風は、ぜいたく病ではなく、**「油断すれば誰もがかかる可能性がある病気」**と言っていいでしょう。

前に、プリン体とは細胞とほぼ同じ意味であり、細胞が多い食べ物を食べすぎると、尿酸値が高くなって痛風にかかるリスクが上がると説明しましたね。

問題は「細胞の数」、というところが最大のポイントです。

その観点からすると、鶏卵はＯＫですが、**タラコや明太子、イクラはＮＧ**です。

卵どころか、精子の塊である**白子に至っては、何億という細胞数**ですから、もっとよくありません。

また、魚類や、先ほども触れた肉類もプリン体の多い食べ物ですが、もっと多いのは**動物のレバー（肝臓）**です。

飲みものだと、ビールが高プリン体です。

「アルコール飲料のなかでも、なぜビールだけが？」

そう思う人もいるかもしれませんが、じつは、ビールの製造に欠かせない**麦芽にプリン体が多く含まれている**のです。

「ビールの苦味とのどごしが大好き」という人は、プリン体オフのビールか、焼酎のホッピー割りを選ぶといいでしょう。

ホッピーにも麦芽が使われるのですが、製造元に問い合わせたところ、アルコールを抜く過程でプリン体も一緒に抜けるということでした。

といっても、お酒は脂肪肝の主要因ですから、もちろん飲みすぎは禁物です。

プリン体の多い食品に気をつけよう!

食品中プリン体含有量(mg/100g)

野菜

ほうれん草(芽)	172
干し椎茸	380

豆類

乾燥大豆	173

肉類

豚肉	レバー	285
	腎臓	195
牛肉	レバー	220
	心臓	185
	腎臓	174
鶏肉	レバー	312

魚類

マイワシ	210
ニジマス	181
カツオ	211
マグロ	157
マアジ	165
サンマ	155
明太子	159

貝・軟体動物

スルメイカ	187
ヤリイカ	161
クルマエビ	195
大正エビ	273
カキ	185

酒の肴

イサキ白子	306
カニミソ	152
あんこう肝(酒蒸し)	399

(帝京大学薬学部　金子希代子教授提供のデータをもとに作成)

今ざっと挙げたものも含めて、プリン体の多い食品を前ページにまとめました。魚類、肉類、さらには豆類……。

表を見たら、きっと「これでは、食べるものがなくなってしまうじゃないか……」と困惑すると思います。

プリン体は、動植物を形作る細胞に含まれるものですから、世の中にプリン体を含まない食べ物はありません。

ではどうすればいいかというと、「プリン体が多くても、**それを上回るメリットがある食べ物はよしとする**」と考えて、食べるものを選ぶことです。

たとえば、大豆は高プリン体食品です。でも同時に、大豆は良質なたんぱく質食品でもあり、食物繊維や各種ビタミン、ミネラルも豊富です。納豆ならば発酵食品としてのメリットもあります。

栄養価という点で、大豆は二重丸。だから高プリン体でもOKなのです。

一方、タラコや明太子、白子などはどうでしょう。

たしかに、たんぱく質などは含まれていますが、それなら鶏卵を食べたほうがずっと健康的です。タラコや明太子には、塩分が多く含まれているというデメリットもあります。

これらの食品は、栄養価が高いからではなく、「おいしいから」食べるもの。心理的な充足感は得られても、体にとっては高プリン体というリスク食品なのです。ならば「嗜好品」と考えて、たまに少量を楽しむ程度にしたほうがいいでしょう。

痛風予防について、もう1つ、挙げておきたいのは「**水分不足**」です。

尿酸は血液中を流れているため、**血中の水分が足りなくなると、それだけ血中の尿酸の濃度が高まり、痛風発作の条件が整ってしまう**のです。そのため、暑い夏場に、脱水症状から痛風発作が起こるというのも、よくあるケースです。

尿酸値が高めの人は、とくに夏場の水分補給はマメに行なうこと。

また、アルコールの分解には水分が使われるため、お酒を飲むときも必ず水を多めに飲みましょう。お酒につける「チェイサー」は、健康上、理にかなっているのです。

あっという間に「痛風から解放される」コツ

ひとたび痛風の発作が起きてしまったら、もう食生活ではどうにもできません。

発作が起きているうちは、尿酸値を下げる薬を飲むと、結晶化した尿酸による炎症が悪化して余計に痛みが増します。

したがって、**発作が収まるまでは鎮痛剤でしのぎ、その後、尿酸値を下げる薬を飲む**ことになります。

これで解決かと言えば、そうではありません。

「のど元過ぎれば熱さ忘れる」で、多くの人は発作が収まると「もういいや」と忘れてしまいがちです。

でも、2章でも説明したように、痛風の発作は1回起こってしまうと、尿酸値が基準値以内でも2回目、3回目の発作が起こりやすくなります。

ですから、1度の治療で治ったらおしまいではなく、発作が起こるまで高尿酸を放置したことで、いわば「**痛風体質**」になってしまったと考えてください。

それに、2章でもお話ししたように、「高尿酸値で痛風になっても、痛いだけで命に関わらない」と侮ることはできません。尿酸が高い状態が続くと、血管にも炎症が起こり、動脈硬化が進みます。

激痛をともなう痛風の発作を避けるため。それだけではなく、健康の要とも言える血管を守っていくためにも、いっそうプリン体の多い食品をとりすぎないように気をつけましょう。

尿酸値は血液検査でしかわかりませんから、血圧や体重と違って、「改善した」という成果を実感しづらい数値です。そのため、患者さんにとっては「がんばりづらい」という側面もあるようです。

でも、ほかの生活習慣病と比べると、尿酸値は、**食生活に気をつけるだけで、あっさり基準値内に収まる**ものです。私の患者さんにも、ちゃんと摂生して、あっという間に痛風の薬から解放された人はたくさんいます。

肥満や高血圧など、動脈硬化の要因はほかにもありますが、まず高尿酸を叩いて、減らしやすいリスクから減らすというのも、1つの考え方でしょう。

野菜は「温めて食べる」と おいしい、食べやすい

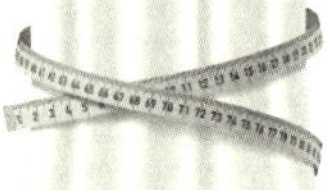

健康をつくる食事の条件は、ふんだんに野菜をとること――。
今まで耳にタコができるほど聞いてきたことだと思います。
そんなことは百も承知だけど、なかなか実践できない。「1日350グラムを目安に」「緑黄色野菜をバランスよく」などと言われても、忙しいなかでは難しい……というのが正直なところではないでしょうか。
近年は日本人の野菜摂取量がみるみる減っているとも指摘されており、たしかに

野菜は、意識的に、たくさんとっていただきたい食べ物です。

野菜に含まれるビタミン、ミネラルは、体のエネルギーにはなりません。でも、その多くは、体内で生命維持、健康維持のために行なわれている、さまざまな代謝活動に必要不可欠です。

また、免疫細胞の6割が集まっていると言われる大腸の健康には、野菜に多く含まれている食物繊維が欠かせません。

考え方を少し変えてみれば、野菜の摂取量は意外と簡単に増やしていけます。

たとえば、「お昼は蕎麦が食べたい」と言っても、蕎麦屋で野菜をふんだんにとるのは難しいものです。でも、そこでお蕎麦をあきらめる必要はありません。

「お昼は野菜が少なかったから、夜は野菜をいっぱい食べよう」――これでいいのです。

毎食、野菜を食べるのが難しければ、**1食だけでも野菜を食べるようにする**。朝、昼と野菜が不足していたとしても、夕食で野菜たっぷりの鍋やポトフ、スープ野菜を食べればいいのです。

このように、まずは1日のなかで調整してみてください。

それがうまくいかず、野菜不足の日が少し続いてしまったら、今度は数日間のなかで、最終的には**1週間のなかで調整できればＯＫ**です。

毎食、毎日、律儀に野菜を食べなくてはいけないと思うと疲れてしまうし、第一、食事が楽しくなくなってしまいます。

1日のなかで、数日間のなかで、1週間のなかで「帳尻が合えばいい」と思えば、もう少し肩の力を抜いて、野菜を摂取していけるはずです。

今まで、あまり野菜をとる習慣がなかった人は、食事ごとに**「野菜を数えるクセ」**もつけるといいでしょう。

昼食にコンビニでカツ丼を買ったとしたら、野菜は玉ねぎかネギが使われている程度です。そこを自覚できるようになると、「じゃあ、パックのおひたしも買おうかな」という発想が生まれます。

「1日何グラム」などと分量を小難しく考えなくても、「野菜を数える」という小さな意識づけをするだけで、「野菜をとる習慣」が自然と身につくのです。

最後に、野菜の食べ方についても、コツをお話ししておきましょう。

たとえば、レタスをふんだんに使った生野菜サラダが、大きなボウル1杯入っているのと、青菜のおひたしが中くらいのお皿に盛られているのとでは、野菜の量ではあまり変わりません。むしろおひたしのほうが多いくらいかもしれません。

でも、食べやすさでいったら、断然、おひたしのほうでしょう。生野菜はカサがあるため、やはり、**温野菜にしたほうが、野菜をたくさんとりやすい**のです。

それに、生野菜ばかり食べているとお腹が冷えるという難点もあります。量を多く食べる、体を冷やさないように食べるという両面で、温野菜を積極的に食べることをおすすめします。

ここで「温野菜では野菜に含まれる栄養価が壊れたり、流れたりするのでは……？」と心配になった人もいるかもしれません。

100度を超える温度で調理すると、たしかに熱に弱いビタミンは壊れてしまいます。でも、さっと加熱する程度なら、そこまで栄養価は損なわれません。

生で食べるのが当たり前と思われている野菜でも、**温めて食べるとおいしい**ものは、たくさんあります。私は、温めることでおいしくなる野菜はないのでは、と思っているくらいです。

たとえば、トマトを湯むきしてオリーブオイルと塩をかけたり、レタスをさっと茹でてゴマだれドレッシングをかけたりしても、おいしく食べられます。

もちろん、温野菜料理の代表格・鍋ものは理想的です。温かい野菜をたっぷりとれることに加えて、豆腐や肉、魚でたんぱく質も補える、素晴らしい健康料理と言っていいでしょう。

朝一番と夜寝る前に「白湯」を飲もう

朝一番と夜寝る前に「湯飲み1杯の人肌より少し熱めの白湯」をすする――。

寝ている間は、当然、水分補給ができません。言い換えれば、夜間に軽い脱水症状になっているということですから、朝一番の水分補給は非常に大切です。

では、なぜ「水」ではなく「白湯」がいいかというと、**起き抜けの体に冷たい水を流し込むと、体に負担がかかる**からです。

のど元から胃へと至る食道は心臓の近くを通っており、ところどころ密接しています。冷たい水を流し込むと、心臓を冷やっとさせることになるのです。

実際、これを逆手にとって、不整脈で心臓がドキドキしているときに氷水を一気に飲み、心臓をビクッとさせて不整脈を止める……という荒療治もあるくらいです。

また、白湯を飲むと、夜の間に休んでいた胃腸を優しく目覚めさせることができます。1日の始まりに消化器官が目覚めることで、その日1日にとる栄養を元気に消化吸収できるのです。

さらに、**寝る前に少し水分補給するのも大切**です。

寝る前に水を飲むと、夜中にトイレに行きたくなるのではないかと不安になるかもしれません。高齢者には、夜間頻尿を避けるために夕食以降は水分をとらないようにしている人も多いと聞きます。

でも、糖尿病による多尿症でもない限り、湯飲み1杯程度の白湯ならば、夜中にトイレに行きたくなることはありません。夜中のトイレを心配するより、夜間に脱水状態に陥ることを心配してください。

夜寝る前の水分は水でもいいのですが、せっかく体が寝る準備に入っているタイミングに、わざわざ冷たい水で目覚めさせる必要はありません。白湯で体を温めてから寝床に就いたほうが、寝つきもよくなるはずです。

水分は食事以外で「1日約1リットル」が目安

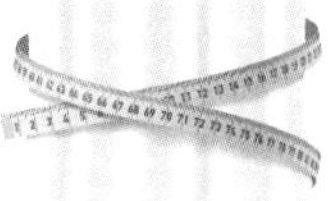

朝一番と夜寝る前の白湯をはじめ、日中もマメに水分補給しましょう。
人間の体は70パーセントが水分です。水分は汗や尿となって、体内の老廃物や有

害物質の排出をサポートしています。つまり絶えず出ていくものですから、きちんと補給する必要があるということです。

1日にとる水分の目安は、**料理に含まれているぶんも入れて2リットル**です。スープやみそ汁などはもちろんですが、野菜や果物、ヨーグルトなどにも水分は含まれています。お米を炊くときにも水を使います。

すべて含めて、1日に食べ物からとる水分は800ミリリットル〜1・2リットル程度と考えておくといいでしょう。つまり、残りの**800ミリリットル〜1・2リットルを、食事以外から補給すればいい**ということです。

日中の水分補給でも、冷たい水を一気にガブガブ飲むのはおすすめしません。常温の水か、利尿作用のない、温かいハーブティなどがいいでしょう。とくに冷え性の人は、水分補給によって体が冷えないように気をつけてください。

水分は、とればとるほどいいということではありません。

血中の水分は腎臓でろ過されて、尿になります。水分をとりすぎると、腎臓が過労状態になる可能性があります。そのうえ、老廃物や有害物質だけでなく、体に必要な成分まで尿と一緒に排出されてしまいかねないのです。

適切な水分量は、個々の体や活動量によっても変わってきます。

過敏性腸症候群など、下痢をしやすい人は、水分をとりすぎると症状の悪化につながる場合があります。

逆に、肉体労働に従事している人や、激しいスポーツをした日などは、たくさん汗をかくぶん、多めに水分補給したほうがいいでしょう。

体内の水分が適量かどうか、見て確認する一番簡単な方法は**「尿の色」**です。

今は全自動式のトイレが増えており、排泄物が速やかに流れることに慣れてしまっている人も多いかもしれません。

でも、尿にも便にも体内の状況が如実に映し出されます。トイレに行ったら、チラッとでも「出したもの」に目を向ける、これは、毎日、自分で健康度をチェックできる最良の方法と言えるのです。

朝一番の尿は、夜間に尿が濃くなっているため濃い黄色や薄褐色になることが多いのですが、日中の尿は、水分が足りていれば、ほぼ無色透明になります。

もし、日中の尿の色が朝一番の尿くらい濃かったら、水分が少し足りていないサインです。もう少し意識的に水分をとったほうがいいでしょう。

塩抜きをした「出汁梅干し」は万能食！

日本の伝統食、梅干しとみそ汁は、**ただ1点を除けば、いいことずくめ**です。

それは「塩分」です。梅を漬ける際にも、みそを作る際にも、大量の塩が添加されています。この点にさえ気をつければ、どちらも健康万能食と言えます。

梅干しには、主に3つの効能が期待できます。

まず1つめは、**ポリフェノールが豊富**ということ。

ポリフェノールは、近年、さまざまな健康上のメリットが指摘されている「フィトケミカル」の1つであり、高い抗酸化作用で知られています。また、少しとるだけでも、ウィルスの増殖抑制効果や殺菌効果を発揮すると言われています。

2つめは、カリウム、カルシウム、マグネシウム、鉄分など、体に必要な**ミネラルが多く含まれている**こと。

これらは、いわゆる「アルカリ性」のミネラルであり、加工食品や空気汚染、ストレスなどで酸性に傾きがちな現代人の体を、ちょうどいい「弱ミネラル性」に整えてくれることも期待できます。

3つめは、**クエン酸が豊富**に含まれていること。

クエン酸といえば、疲労回復に役立つ物質だというのは、すでによく知られていることではないでしょうか。梅には、ほかの果物や野菜よりもずっと多くのクエン酸が含まれており、1粒食べるだけでも疲労防止・回復効果が期待できるのです。

また、クエン酸は、現代人が不足しがちなカルシウムの体内への吸収をよくするとも言われています。

塩分が多い点だけ解消できれば、梅干しから、これほどの健康効果を得ることができるのです。

そのために、大量の塩でつけられた昔ながらの梅干しではなく、はちみつ漬けの甘めの梅干しを選ぶというのは、1つの方法です。ただし糖分が高くなるため、高血糖の人にはおすすめできません。

私は、塩分の高い梅干しを買ったり、いただいたりしたときには、まず**お湯に浸して塩抜き**をします。ずっと浸してしまうと味も成分も抜けてしまうので、目安は「熱湯に浸して10分ほど」です。

その間、カツオ出汁をとり、出汁用の昆布を刻んで入れておきます。そこに、塩抜きが済んだ梅干しを、湯を切ったうえで入れます。そのまま1週間ほどおけば、低塩のおいしい「**出汁梅干し**」の完成です。梅の味を吸った昆布もおいしく食べられます。

ただ、梅干しの塩は保存期間を長くするために加えられたものです。塩を抜くことで普通の梅干しほどの日持ちはしなくなりますが、それでも1カ月間はもちます。

では、みそ汁はどうでしょう。

よく「みそは発酵食品だから体にいい」と言われますが、私は、それとは少し違う点でみそのメリットをとらえています。

みそにはたしかに塩分がたくさん含まれています。でも、大豆が発酵することで生まれる「うまみ」のおかげで、じつはすまし汁などよりも、低塩分でおいしく、汁物を作れるのです。みそは**味つけではなく、香りづけ**と考えてください。

みそ汁は、まず**出汁をしっかりとる**こと、そして**具だくさんにする**ことが、みその使いすぎを防ぐ二大対策法です。

出汁がきいていれば、薄味でもおいしく感じます。また、具だくさんにすると必然的に水分量が減り、みそをたくさん溶かなくてもよくなります。

ちょっと手間をかけてもいいという人は、ぜひ、低塩分の自家製みそに挑戦してみてください。

私も毎年、みそを仕込んでいます。作り方は、ゆでた大豆をミキサーにかけて麹を混ぜ、密閉パックに入れて保存するだけ。基本的にはシンプルです。これを機に**「手前みそ」**作りを年に一度の習慣とするのもいいでしょう。

「一生、薬がいらない体をつくる」おすすめ食材

健康をつくるために、「これさえ食べればいい」という食べ物はありません。

世の中には特定の食べ物だけをすすめるダイエット法や健康増進法も数多くありますが、人間の体は、何か1つの食べ物で健康を維持できるほど、単純ではありません。

バランスよく、適量を食べることが、もっとも重要――という、今までお話ししてきたことを前提とすれば、健康にいい成分が含まれているとか、栄養価が高いといった意味で、おすすめしたい食品はあります。

次に挙げるのは、なかでも代表的なものです。これらの食品を日常的にとることも意識しながら、バランスのいい食習慣をつくっていってください。

魚

肉も魚も、私たちの体に欠かせないたんぱく質の主な補給源ですが、肉の食べすぎは、大腸ガンのリスクを高めると言われています。とくにハムやソーセージなど脂質の多い加工肉や、霜降り肉は、日常的には食べないほうがいいものです。

肉を食べてはいけないとは言いません。**赤身の牛肉ステーキ**や、**豚ロース肉のしょうが焼き**などは、むしろ強い体をつくる健康的な食事と言ってもいいくらいです。

ただ、それも行きすぎれば肥満や高血圧を招くという逆効果になります。とくに現代人の食生活はかなり欧米化しているため、肉の食べすぎに注意すべきです。**肉料理は週に2〜3回程度**に抑え、魚の比率を高くしていきましょう。

魚のなかでも、**イワシやアジ、サンマ、サバなどの青魚**には、ＥＰＡ（エイコサペンタエン酸）とＤＨＡ（ドコサヘキサエン酸）という、良質な脂質が豊富に含まれています。

脂質といっても、種類によって作用が違います。肉に多く含まれる飽和脂肪酸は、とりすぎると肥満につながりますが、EPAやDHAには、中性脂肪やLDLコレステロールを下げる作用があるのです。

魚で、もう1つおすすめしたいのは、シシャモやメザシ、稚アユ、ワカサギ、シラスなど**「頭から尻尾まで丸ごと食べられる魚」**です。

たとえば、いくら魚といっても、マグロのトロを食べたら、脂質を多くとることになります。でも、丸ごと食べられる魚ならば、その魚の体を構成しているすべての栄養素をバランスよく、一挙に摂取できるのです。

魚は「調理が面倒」「グリルを洗うのが面倒」というイメージが根強く、そのために魚から遠ざかっている人も多いようです。

そうした不満のある人は、テフロン加工のフライパンで魚を焼いてみてください。

私も、最近はもっぱらフライパンを使っていますが、おいしく焼けます。魚の脂が出るので、サラダ油などを使う必要もありません。調理と片づけが簡単になれば、魚を食べる機会はより増えていくでしょう。

大豆製品

大豆は、**抗酸化作用**によって血管の健康に役立つ「サポニン」、女性ホルモンと似た働きをする「イソフラボン」のほか、食物繊維、カルシウム、カリウム、マグネシウム、鉄、亜鉛、ビタミンB_1など、**体に必要な栄養素**にも富んでいます。

また、納豆は発酵食品であり、食物繊維も豊富という二重の意味で、**腸内環境の改善**につながります。「ナットウキナーゼ」という、脳梗塞予防に役立つ成分も含まれています。

1つ注意していただきたいのは、大豆製品に塩分を足しすぎないことです。しょうゆではなく、出汁しょうゆで食べる、あるいは、いっそのこと何もかけずに食べるなど、塩分をとりすぎないように気をつけましょう。

「味つけなしでは食べられない！」と思ったかもしれませんが、本当においしい豆腐は、何もつけなくても、豆の風味だけで十分おいしく食べられます。スーパーの棚の上のほうに並んでいる、少し高い豆腐を試してみてください。

「長生き元気」を支えるおすすめ食材

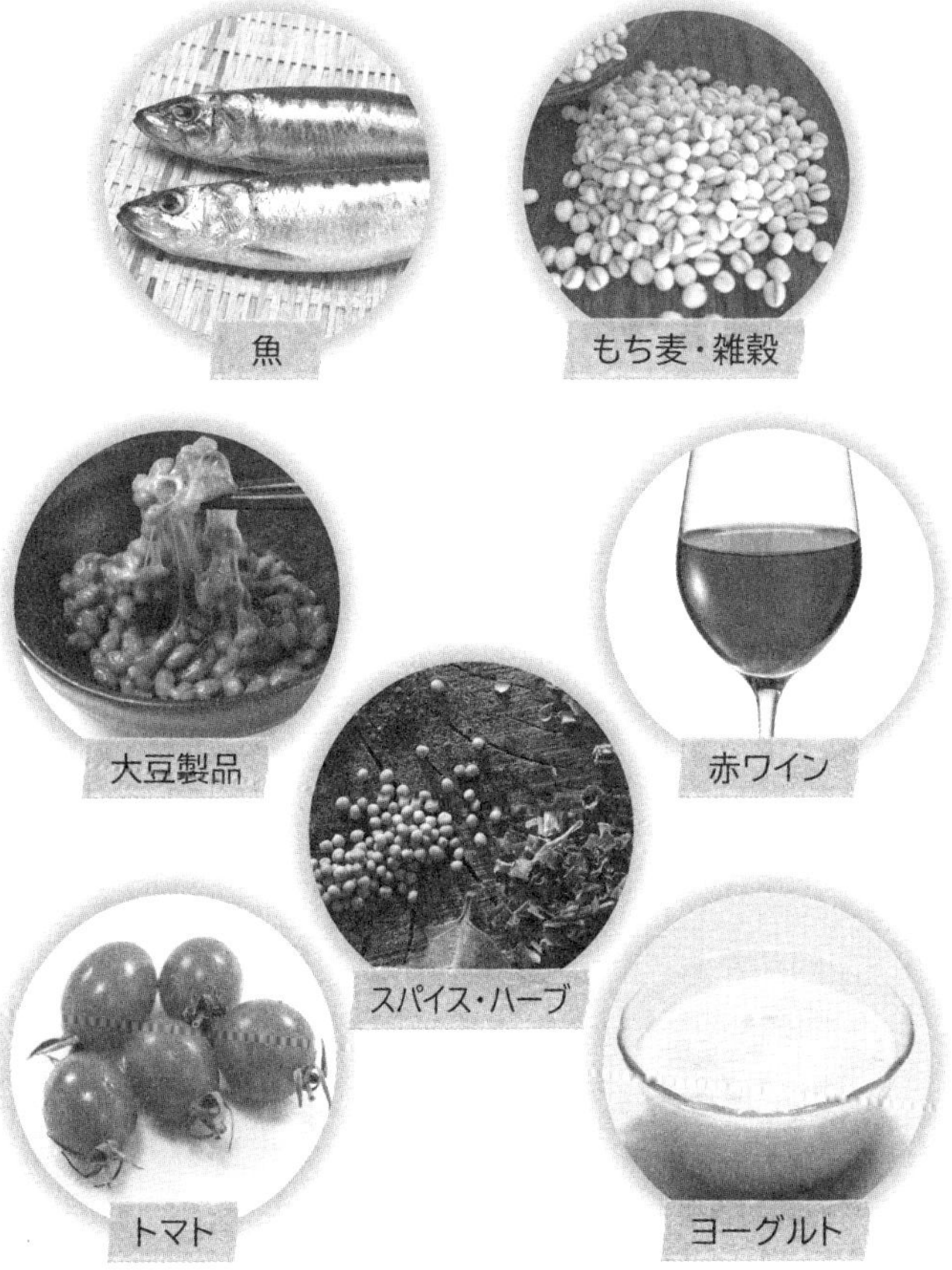

魚
もち麦・雑穀
大豆製品
赤ワイン
スパイス・ハーブ
トマト
ヨーグルト

納豆は、ご飯と一緒にかきこむものだと思うと、濃く味をつけたくなりますが、これも豆の風味を楽しむものと思って、単体で食べてみてください。慣れてしまえば、何も入れなくても案外、おいしく食べられるものです。

また、おからは健康食品というイメージがありますが、塩分という点で、あまりおすすめできません。

おからは要するに「豆腐の搾りかす」です。濃い味をつけなくてはおいしく食べられないため、**おからは塩分過多になりやすい**のです。

ただ、おからは搾りかすだけあって、同じ重量で比べたときの食物繊維量は、豆腐や納豆をはるかにしのぎます。

たとえば、お好み焼きに入れて小麦の使用量を減らすなど、食物繊維のメリットだけを得る使い方ならば、おからを有効利用できるでしょう。

トマト

トマトには、**強い抗酸化作用**のある「リコピン」と、**動脈硬化を予防する**効果が認められている「エスクレオサイドA」という成分が含まれています。

エスクレオサイドAは、トマトの透明な汁に含まれている成分であり、熱に弱いという特性があります。一方、リコピンは熱に強く、油と一緒に摂取すると体内での吸収がよくなります。

たとえば、トマトをたっぷり使って鶏肉や魚のトマト煮込みを作り、お皿に盛ってから角切りにしたトマトを汁ごと乗せる。いわば「追いトマト」をすると、リコピンもエスクレオサイドAも効果的に摂取できます。

トマトを手軽に、日常的にとるなら、**プチトマトがおすすめ**です。

冷蔵庫に常備しておけば、包丁とまな板を使わず、簡単に食事に野菜をプラスできます。小腹が減ったときに2~3個つまむだけでも、けっこう腹持ちします。スナック菓子を食べるより、ずっと健康的に小腹を満たせるというわけです。

もち麦・雑穀

糖質制限ダイエットが流行っているせいで、白米の分が悪くなっていますが、白米が悪いわけではありません。ただ1つ「欠点」があるとすれば、ふっくらと甘い白米は、「おいしいからパクパクと食べすぎる」という点です。

自制しよう、ゆっくり噛んで食べようと思って、できるのなら一番いいのですが、ついご飯を食べすぎてしまう……というのなら、食べすぎない工夫をしましょう。

そこでおすすめしたいのが、**もち麦や雑穀と一緒に白米を炊く**ことです。

もち麦も雑穀も、白米より歯ごたえがあり、よく噛むとおいしくなります。そのため、自然とよく噛んで、ゆっくり食べることになり、食べすぎを抑制できます。雑穀はビタミン、ミネラルも豊富です。

本当は白米も、噛めば噛むほど甘くなっておいしいのですが、何しろ食べやすいために、白米単体だけでは、なかなか、よく噛む習慣をつけられません。

もち麦や雑穀と一緒によく噛んで食べることで、「噛むほど増す白米のおいしさ」に目覚めたら、白米単体に戻してもいいでしょう。

赤ワイン

お酒は、飲みすぎれば脂肪肝の原因となりますが、適量を毎日飲めば、むしろ健康に寄与する。これは前にもお話ししましたが、なかでも**おすすめは赤ワイン**です。

「**フレンチパラドックス**」という言葉を聞いたことはあるでしょうか。

これは、「フランス人は、肉やバターなど、心臓病のリスクを高める飽和脂肪酸をたくさんとっているのに、心臓病（狭心症、心筋梗塞）になる人が少ない」という矛盾を解明するために行なわれた研究です。

結論から言えば、「心臓病のリスクを高めているのに心臓病になる人が少ない」という矛盾を作り出しているのは、「赤ワインをよく飲むこと」とされたのです。

赤ワインには、**強い抗酸化作用をもつポリフェノールが豊富**に含まれています。それが血管のアンチエイジングにつながり、動脈硬化を防ぎ、結果として心臓病のリスクを下げてくれると考えられます。

赤ワインは、お酒のなかで一番、健康にいいと言っていいでしょう。

しかも、赤ワインは基本的に「食中酒」ですから、そもそも飲みすぎるということがあまり起こりません。食事を終えたら、飲むのもおしまい。我慢するわけではなく、満足がいくため、潔くストップできるのです。

ヨーグルト

ヨーグルトに期待できる一番の効能は、やはり**整腸作用**です。

腸内環境が整って下痢や便秘をしなくなれば、大腸ガンのリスクは低下します。

そのうえ、**大腸には、全身の免疫細胞の6割が集まっている**ことなども解明されてきています。つまり大腸の健康は全身の健康につながっており、整腸作用のあるヨーグルトを日常的に食べると、結果的に、全身の健康に役立つと言えるのです。

ただし糖質のとりすぎを防ぐため、ヨーグルトは、なるべく甘味が添加されていない**プレーンヨーグルト**を選んでください。

酸味が苦手な人は、イチゴやリンゴなど「生の果物」を少し加えるといいでしょう。甘みの強いフルーツトマトもおすすめです。

また、日本人にはあまり馴染みがありませんが、インドや中東の国々では、ヨーグルトをスパイスやハーブ、塩で調理して、料理の添え物として食べます。たとえば、すり下ろしたキュウリ、角切りのトマト、クミン、チリペッパーなどをヨーグルトと混ぜ合わせた「ライタ」は代表的です。料理として食べる選択肢もあれば、よりヨーグルトを日々の食生活に取り入れやすいでしょう。

近年では、「花粉症に効くヨーグルト」や「風邪予防に役立つヨーグルト」など、特定の効能を謳うものも増えてきていますが、整腸作用ならば、ただのプレーンヨーグルトで得られます。

よく聞く「生きたまま腸に届く」なども、関係ありません（そもそも、たいていの菌は胃酸で殺されてしまうので、こうした謳い文句自体、少し疑問です）。死んだ菌は大腸に常在している**善玉菌のエサとなり、増殖に役立つ**からです。

ある食べ物が「健康によい」とされると、しばらく後に反論が唱えられることも少なくありません。でも、そうした逆風がヨーグルトには見られないため、誰もが認める健康食品と考えていいでしょう。

唯一、「ヨーグルトの乳脂肪で太る」と指摘されることはありますが、よくある100グラム程度の小パックを、1日に1個、食べる程度なら、まったくその心配はありません。

現に私は、毎日、プレーンヨーグルトを甘味なしで200グラム（大きなパックの半分）食べていますが、肥満も脂質異常症もなく、健康を維持しています。

スパイス、ハーブ

発汗作用、デトックス作用といった効能があるとされるものもありますが、ここでスパイスやハーブをおすすめしたい一番の理由は、**料理で減塩できる**からです。

クミンやカルダモンなどのスパイス、バジルやタイムなどのハーブを効かせると、ぐんと料理の風味が増して、それほど塩を使わなくても、おいしく仕上がります。

スパイスもハーブも、たくさん種類がありますから、いくつか好みのものを選んで、キッチンに常備しておくといいでしょう。

5章

この「生活習慣」で、あなたの健康寿命はさらに延びる！

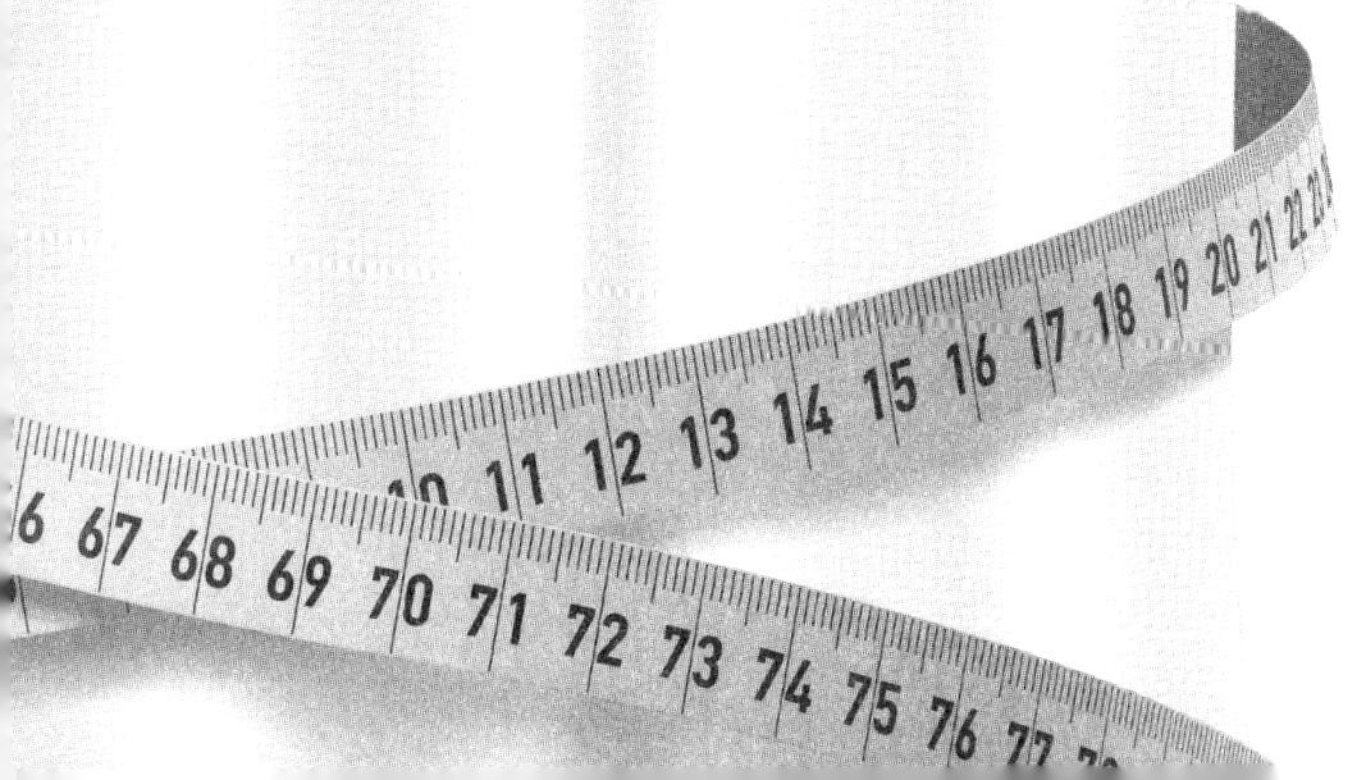

まず「1日トータルで7000歩」を目指そう

生活習慣病とサヨナラするには、適度な運動習慣も取り入れる必要があります。

ただ、「医師からも体を動かしてくださいと言われたし、そんなことはわかっちゃいるけど、忙しいなかでは運動なんて、なかなかできない……」という人が多いと思います。

「がんばるぞ！」と一念発起してジムに入会したものの、もう何カ月も「幽霊会員」状態、「やっぱりダメだ……」と諦めてしまっている人もいるかもしれません。

ここで少し発想を転換しましょう。

生活習慣病を自力で治すには努力が必要ですが、その努力は「一気呵成にがんばる」ではなく、「**ちょっとずつがんばる**」でいいのです。

食習慣もそう、運動習慣もそうです。

そして「ちょっとずつがんばる」ならば、何も**お金を払ってジムに通う必要などありません。**体を動かす必要があるといって、急にジョギングを始めたり、ジムでマシンを使ったトレーニングに励んだりしては、膝や腰を痛めかねません。

少しずつ、体を動かす習慣を根づかせていきましょう。

まず、**今までより多く「歩く」**——ここから始めることをおすすめします。

目標は、1日にトータルで1時間、歩数にして7000〜8000歩です。

1時間、通して歩く必要はありません。自宅から駅まで歩く、乗り換えで歩く、駅から会社まで歩く、社内で歩く……などなど、**細切れで歩いた合計で1時間、7000〜8000歩**を目指そうということです。

ためしに、今までどおりの生活で歩数を測ってみてください。スマホを使っている人は歩数計アプリを使えば、お金も、買いに行く手間もかかりません。

おそらく、今までどおりだと、目標に達しないと思います。3000歩、多くても4000歩というところでしょう。

となると、どこかで歩数を増やす必要がありますが、その場合も、**もちろん細切れでかまいません**。

たとえば、駅ではエスカレーターや「動く歩道」に乗らない、会社でも4階くらいまでは階段を使う、さらには通勤の行きか帰りに遠回りして歩く、などなど。

私も患者さんに、よく「階段は、街中にある無料のアスレチックジムです」と話します。強いて「歩くための時間」を作らなくても、お金を払ってジムに通わなくても、1日1時間、7000〜8000歩なら、日常のなかに十分、組み込めるのです。

もちろん、より多く歩いて悪いことは何もありません。日常のなかで、より多く歩くことに慣れてきたら、休日は、スウェットとスニーカーで、歩きに行くというのもおすすめです。

この習慣を根づかせるコツは、義務としてではなく、楽しみとして歩くこと。そのために、毎回、同じルートではなく、**今まで通ったことのないルート**を歩いてみることです。

誰でも、旅行先では、いつもよりたくさん歩くものでしょう。それは未知の土地で、未知のものと出会うワクワク感があるからです。そんな効果を、休日でも演出しようというわけです。

知ったつもりの近所でも、道を1本入ってみたら、ぜんぜん知らない風景が広がっていた、おいしそうなレストランを見つけた、いい感じの雑貨店を見つけた……

歩くたび、こうした「発見」があれば、歩くことが楽しみになるでしょう。

長寿習慣
「1時間に1回、大きく伸びをする」

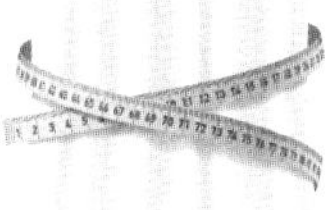

筋トレには、「筋肉を使う筋トレ」と「筋肉を作る筋トレ」があります。

結論から言えば、生活習慣病を解消したいみなさんには、**「筋肉を作る筋トレ」**

は必要ありません。これはアスリートやボディビルダー、プロレスラーなどが、より強くなるために行なうものだからです。

私が、体を動かすといってもジムに通う必要はないと言った理由が、ここでもおわかりいただけるでしょう。

では、「筋肉を使う筋トレ」は、どう行なったらいいでしょうか。

代表格は、スクワットや腹筋などの、いわゆる「自重トレーニング」です。

自重トレーニングは、体に過度な負担がかからないよう、「10回×3セット」というようにインターバルを入れながら行なってください。

また、あえて「毎日、何回×何セットやる」という決まりを作らないで、**「できる回数、できるセット数だけする」**ようにしたほうが続きやすいでしょう。

いっさい筋トレをしたことがない人だと、明日から自重トレーニングを習慣づけるのは難しいかもしれません。ならば、ぐんとハードルを下げて、**「座りっぱなしをやめる」**ことから始めましょう。

近年、「座りっぱなしが健康に与える害は、喫煙に匹敵する」とも言われています。とくにデスクワークの人は、1時間に1回は立ち上がって、デスクの付近を少し歩き回ったり、大きく伸びをしたりしてください。

これができるようになったら、もう少し体を動かしていきます。

おすすめは、**「ラジオ体操」**と**「ストレッチ」**です。

少し前に「大人のラジオ体操」が流行しましたが、実際、ラジオ体操は体をまんべんなく動かすため、ゆるやかな動きに見えて、けっこう筋肉を使います。

おすすめのストレッチ法は、次のように足や腕をギューッと目いっぱい伸ばしてハアッと脱力する、これを繰り返すというものです。

生活習慣病とサヨナラする「おすすめストレッチ法」

1、右手と右足を引っ張り合うようにギューッと伸ばし、ハアッと脱力する。
2、左手と左足を引っ張り合うようにギューッと伸ばし、ハアッと脱力する。
3、体で「X」の字を描くように両腕・両脚を少し開き、右手と左足を引っ張り

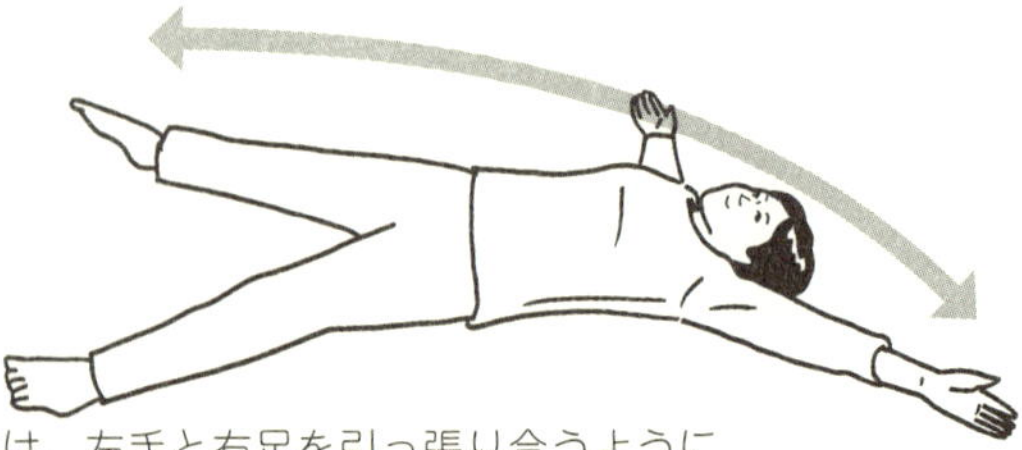

4. 今度は、左手と右足を引っ張り合うように
ギューッと伸ばし、ハアッと脱力する。

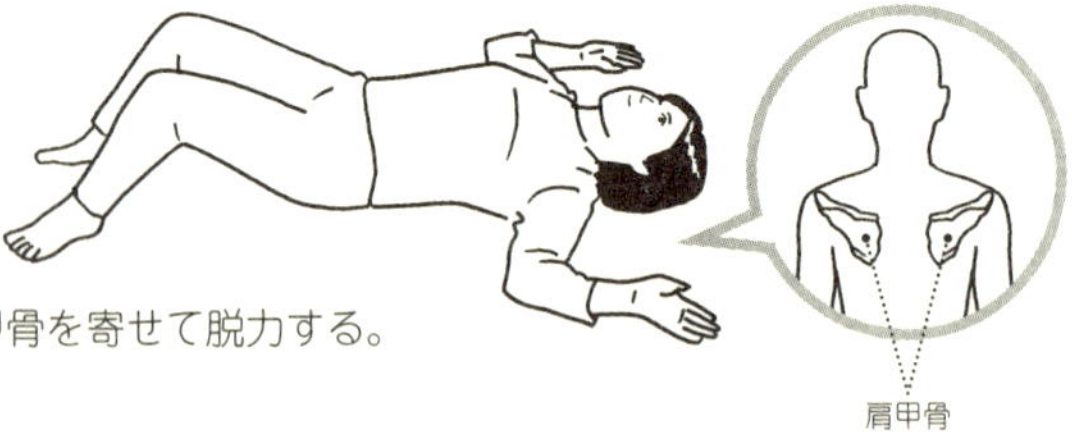

5. 肩甲骨を寄せて脱力する。

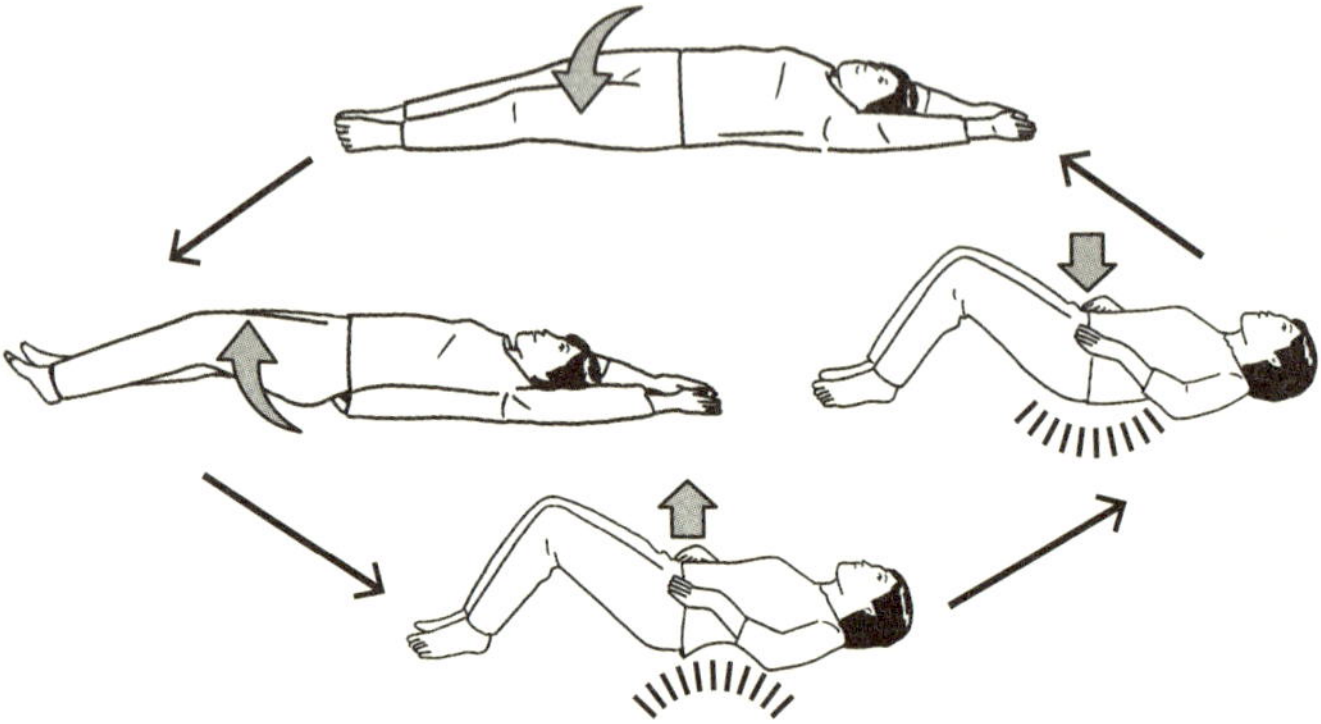

6. 骨盤を左、右、前、後ろに順番にゆっくりと傾け、
傾けるごとに脱力する。

生活習慣病とサヨナラする「簡単ストレッチ法」

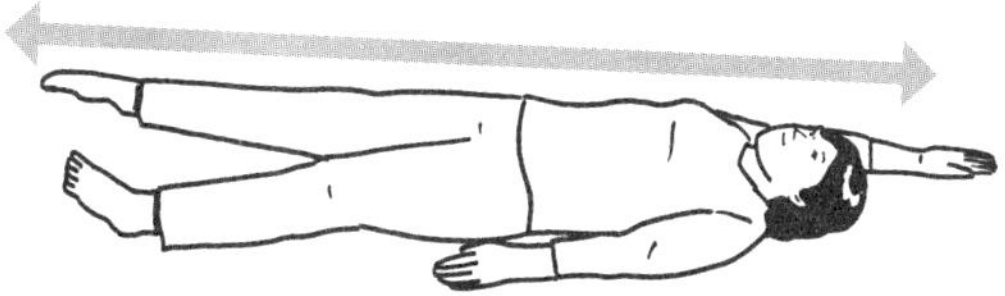

1. 右手と右足を引っ張り合うように
ギューッと伸ばし、ハアッと脱力する。

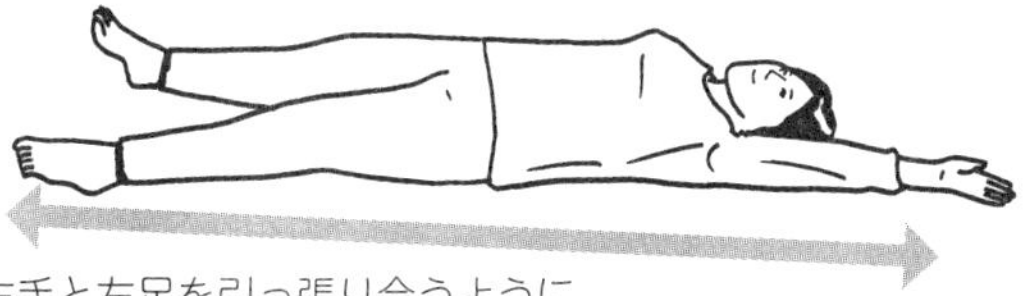

2. 左手と左足を引っ張り合うように
ギューッと伸ばし、ハアッと脱力する。

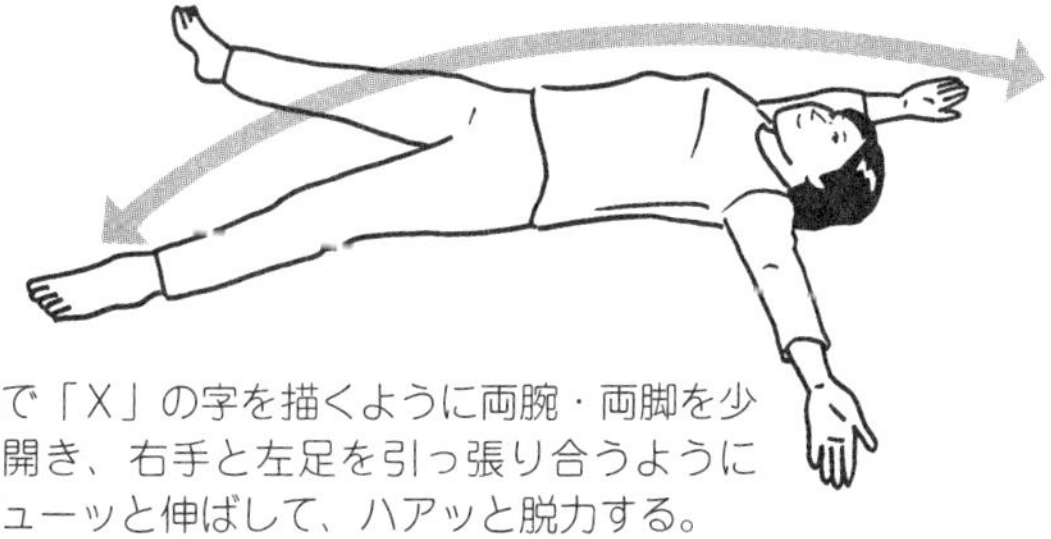

3. 体で「X」の字を描くように両腕・両脚を少し開き、右手と左足を引っ張り合うようにギューッと伸ばして、ハアッと脱力する。

合うようにギューッと伸ばして、ハアッと脱力する。

4、左手と右足を引っ張り合うようにギューッと伸ばし、ハアッと脱力する。

5、肩甲骨を寄せて脱力する。

6、骨盤を左、右、前、後ろに順番にゆっくりと傾け、傾けるごとに脱力する。

私はこれを毎朝、布団のなかで行なっています。**ひととおり体を伸ばしてから起きると、体がスムーズに動きます**。寒い冬の日には、体が温まり、布団から出るのも苦になりません。

また、筋トレの効果は、ストレッチにかかっているとも言われます。

ゆくゆくスクワットや腹筋などの自重トレーニングも取り入れるようになったら、事前に今のストレッチ法を行なうことで、より筋トレ効果を上げることができるでしょう。

1食を抜く「1日断食」で、疲れた胃腸をリセット!

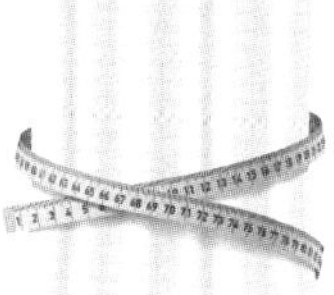

摂取エネルギーより消費エネルギーが上回れば太るし、下回ればやせます。

この点において、体はシンプルです。「近ごろ太ってきたな」「食べ物に気をつけているつもりだけど、なかなかやせないな」と思ったら、定期的に「**1日断食**」を行なって、肥満に始まる生活習慣病マーチに早めに手を打ちましょう。

断食を行なうと、普段、働き詰めの胃腸を休め、リセットすることができます。

もちろん外からエネルギーが入ってこないので、体内に蓄積されたエネルギー、つまり**脂肪が燃やされる**ことになり、減量効果も得られます。短期間でも食べないことで胃が小さくなり、翌日からの食べすぎを防ぐこともできるでしょう。

断食といっても、ここで紹介するのは1日中、何も食べない方法ではありません。

通常、断食では「少しずつ食を減らしていく準備期間」「食を断つ断食期間」「少しずつ食事を元に戻していく復食期間」の3段階を踏みます。

そこで私がおすすめしたいのは、**1日のなかで、この3段階をすべて行なう**というものです。外出予定のない休日などに、ゆっくり自宅で過ごしながら行なってみてください。

1日断食の行ない方

・断食前日――通常どおり食べてかまいません。
・朝食――いつもの3分の1〜半分程度の軽い食事。
・昼食――抜く。
・夕食――スープを飲む。

もっとも重要なのは「夕食」です。

昼食を抜いたために、お腹はペコペコのはずですが、ここで一気に食べてしまうと、むしろ摂取エネルギー過多になる恐れがあります。しかも、日中、飢餓状態になった体はエネルギーを溜め込もうと働くため、せっかく断食をしたのに台ナシになってしまうのです。

私も、たまに1日断食を行なうのですが、**夕食には手作り薬膳スープを作って夜に飲む**ようにしています。

メイン食材は干しキクラゲ、干しエビ、干し貝柱の3つ。あとはショウガの切れ端、クコの実、八角、ナツメ、朝鮮人参など、「中国薬膳ぽいもの」を適当に準備します。

これらをすべて水とともに深鍋に入れ、ぴっちり蓋を閉め、沸騰しない程度に沸く火加減で1時間ほど煮出す。これだけです。塩もしょうゆも加えませんが、メイン食材のうま味と、ショウガや八角などの風味で、十分おいしくなります。

このように、1日断食といっても、つまりは**「1食を抜く」だけ**。それでも、お昼にいつもとっているエネルギーを丸々カットするうえ、朝も夜もごく軽めに食べるだけですから、1日の摂取エネルギーはかなり抑えられることになります。

とはいえ、1日断食で急に何キロも減量できるわけではありません。

これも、要するに「習慣」の1つなのです。

「胃腸をリセットし、翌日からの食べすぎを防ぐ助走をつける習慣」と考え、**半月に1度、1カ月に1度くらいのペース**で1日断食を行なえば、計画的に肥満解消していけるでしょう。

体の深部までぽかぽかに温まる「かんたん半身浴」

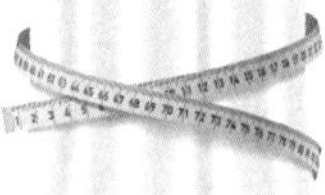

お風呂では、体を洗うことより、**湯船に浸かることを優先**させたほうがいい――。
こう言ったら、「お風呂に入るのは、体を洗うためでしょう?」と思うでしょうか。
体を洗うだけなら、シャワーでも事足ります。もっと言えば、肉体労働など汗をたくさんかく職業でもない限り、毎日、せっけんで体を洗う必要はないと言ってもいいくらいです。

では、毎日、お風呂に入る理由は何でしょう。

それは、**リラックスする**ため、そして**体を温める**ためです。これらの効果は、シャワーではけっして得られません。お風呂の効能は、湯船に使ってこそ得られるものなのです。

銭湯などでは、熱い湯に肩まで浸かって「あ〜」というのが醍醐味のようになっていますが、これだと、じつはリラックス効果も体を温める効果も得られません。皮膚に熱さを感じると、体は内部を防御するために血管を収縮させてしまうからです。お湯が熱いと、長く浸かることもできません。

おすすめは、40度くらいの湯に20分くらい浸かる「**半身浴**」です。ゆっくりじんわり体の深部まで温まり、リラックス効果も絶大です。

よく「肩まで浸かると水圧で心臓に負担がかかるからよくない」などと聞いたことがあるかもしれませんが、心臓はそれほどヤワではありません。

全身浴より半身浴のほうがいいのは、腰より下だけ浸かったほうが、長く浸かれるからです。

肩まで浸かると、ぬるめのお湯でもすぐにノボせてしまって、長く入っていられないのです。

一方、お風呂で気をつけたいのは、お酒です。

お風呂にもお酒にも血管拡張作用があるため、低血圧になる条件が重なってしまいます。**飲酒直後の入浴は避けたほうがいい**でしょう。

温泉に浸かりながら、お盆を浮かべて日本酒を飲むなど、風流ではあっても、健康のためを考えれば論外です。

温泉地で、ほろ酔い気分で岩風呂に浸かっていたら、血圧が一気に下がって足元がふらつき、転倒して頭をざっくり切り、救急車で運ばれる……というのも、じつはよく聞く話です。

足を骨折でもしたら、高齢者の場合は、そのまま寝たきりになってしまう危険すらあります。

「何時間寝たか」にこだわる必要はまったくありません！

私の患者さんには、「夜、眠れないんです」という人も少なくありません。

でも、よくよく話を聞いてみると、それは不眠症ではなく、「不眠恐怖症」であることがほとんどです。

夜、ちょっと寝つきが悪いときに、「もう寝なくちゃいけない」「このまま眠れずに明日に差し支えたらどうしよう」という不安でいっぱいになってしまうのです。

寝つきが悪くて一睡もしていないように思えても、**本当は、眠りに落ちている時間帯が必ずある**はずです。

寝ている間の意識は、もちろん、ありません。「眠れない」「まだ眠れない」と起きているときの記憶しか残っていないから、「一睡もできなかった」という印象になっているだけ。そういうケースがほとんどなのです。

もし本当に一睡もしていないのなら、日中に体がだるい、頭が働かない、眠くて眠くて仕方ない……といった症状が現れるはずです。でも、たいていの患者さんは、「日中は、とくに差し支えない、ただ、眠れていない気がする」と言います。

その**「気がする」こそが、不眠恐怖症の正体**です。

人間の体は眠るようにできています。ひどく恐ろしい体験をしたとか、長期間、過度なストレスが続いているなど、よほどのことがない限り、「眠る」という体の機能が低下、停止するとは考えにくいのです。

それなのに、なぜ、「眠れない」「不眠症かもしれない」と言う人が多いのでしょうか。もしかしたら、「7時間は眠ったほうがいい」「たっぷり寝れば寝るほど疲れがとれる」といった「常識」のせいかもしれません。

これが強迫観念のように作用すれば、不眠恐怖症が転じて本当の不眠症になりかねません。そこで、こうした常識に振り回されないために、2つ、覚えておいていただきたいことがあります。

「自分に合った眠り方」をすればいい

まず1つめは、適切な睡眠時間には、かなり個体差があるということ。

睡眠は、10～30分間のレム睡眠と、60～80分間のノンレム睡眠を約90分ごとにくり返します。

これを2セットだと3時間、3セットだと4・5時間、4セットだと6時間、5セットだと7・5時間になりますが、**どれくらい寝ると翌日、元気に活動できるかは、人それぞれ**なのです。

7・5時間、どっぷり眠る人もいれば、3～4・5時間で足りる、いわゆる「ショートスリーパー」もいます。ナポレオンなどは3時間睡眠だったと伝えられていますから、典型的なショートスリーパーだったのでしょう。

なかには、5～10分間のごく短い睡眠を終日、くり返す人もいるようです。前にテレビで紹介されていた、24時間営業の飲食店を1人で切り盛りしている男性がそうでした。

これはかなり例外的なケースですが、要は、睡眠のスタイルに1つの正解はなく、**自分に合ったスタイルで眠れていれば、それが正解**ということ。どう眠ろうと、どれくらい眠ろうと、日中のパフォーマンスが下がらなければ、何も問題ないのです。

ですから、「何時間、眠るか」にこだわる必要はありません。

となれば、翌日、起きなくてはいけない時間から「常識とされている睡眠時間」を逆算して、「もう寝なくちゃ」と焦る必要もないということです。

「長く」寝るより、「深く」寝る

そしてもう1つ、熟睡の目安は、睡眠の「長さ」ではありません。**本当に大事なのは、睡眠の「深さ」**です。

7・5時間寝ても翌日、体がだるく、頭がボーッとしているとしたら、深く眠れていないということ。逆に3時間寝ただけなのに、体も頭もスッキリ目覚めたとしたら、短時間、上手に熟睡できたということです。

毎晩、10時間以上寝ていると、認知症のリスクが高まるという研究報告もあります。10時間も寝るというのは、つまり「浅い眠り」をダラダラと続けているだけであり、本当は脳が休まっていないからでしょう。

やはり問題は睡眠の「深さ」なのです。


このように、睡眠のスタイルは人それぞれ違いますし、睡眠の質は、睡眠の長さで測れるものではありません。

「眠れていない気がする」が「本当に眠れない」にならないよう、今後は、「どれくらい寝たか」ではなく、**「日中のパフォーマンスがどうなるか」で、睡眠を評価する**といいでしょう。これを朝一番に測る目安は、「パッと目が覚めるかどうか」です。

前夜、なかなか寝つけなかったとしても、たびたび目が覚めたとしても、朝、パッと目が覚めれば、まず問題ない。そう考えれば、「不眠恐怖症」には陥らずに済むはずです。

それでも、夜、眠れないことが不安な人は、「夜、寝ること」ではなく「**朝、起**

きること」に意識を向けてみてください。

「強制的に寝る」より、「強制的に起きるほう」が、はるかに実践しやすい、それを利用するのです。

たとえば、日付が変わる前に眠りにつきたいのなら、**思い切って朝の5時に起きてみる**。

目覚ましを5分ごとにかけるなどして、何としても起きるのです。

そのまま1日、活動すれば、夜にはトロトロに疲れていて、夜、布団に入ったらストンと深い眠りに落ちるはずです。

こうした考え方や方法で、まず「眠れない不安」を解消することが、熟睡できる一番の近道です。

普段、自分がどう寝ているか、もっと客観的に知りたい人は、「スリープグラフ」というデータをとってみるといいでしょう。

レム睡眠とノンレム睡眠がちゃんとくり返されているか、どこかで妨げられていないかなどがわかります。

本格的に測るには専門の医療機関に行く必要がありますが、スマホの睡眠アプリでも簡易的に計測できます。

「たいていのことは、なんとかなる」と考える習慣

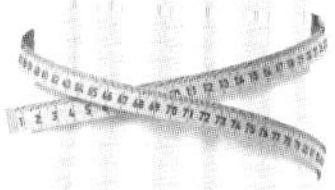

ストレスは生活習慣病の直接の原因ではありませんが、無関係とも言えません。

たとえば、「ストレス食い」という言葉があるように、ストレスを抱えていると、食べすぎてしまうタイプの人がいます。そういう人にとっては、**ストレスは肥満の遠因**となり、**ほかの生活習慣病になるリスクをも高める**ことになります。

また、ストレスがかかると、自律神経のうち興奮や緊張を司る交感神経が優位の状態が続きます。交感神経は血圧を上げるように作用するため、ストレスによって高血圧のリスクが上がるとも言えるでしょう。

また、交感神経優位の状態が続くと、体のなかでは活性酸素という有害物質が盛んに発生し、それが血管にダメージを与えます。

つまり、ストレス状態が続くことで、生活習慣病以外にも、血管を老化させ、脳卒中や心筋梗塞につながる動脈硬化を進める要因を抱え込むことになるわけです。

さらには、継続的にストレスを抱えていると、**インスリンの感受性が悪くなる**とも言われています。

すでに説明したとおり、インスリンは血中の糖を細胞に取り込ませたり、脂肪に変えたりするように働くことで、血糖値を下げるホルモンです。

つまり、すでに高血糖のリスクを抱えている人にとっては、ストレスが、糖尿病を進めてしまう原因となりかねないということです。

ストレスをなくせば生活習慣病が治るわけではありませんが、ストレスというリスクは、なくしておくに越したことはありません。

そうはいっても、自分にストレスを与える環境を変えるのは、多くの場合、難しいと思います。ストレスの原因となっているのが、仕事であれ、会社の人間関係であれ、家庭であれ、そこから逃げ出すのは、誰にとっても最終手段でしょう。

相手を変えるのが難しければ、**自分を変えてみる**ことです。今までストレスに感じてきた状況や環境の捉え方を変えるということです。

そこで、村上春樹さんが本に書いていた次の考え方をおすすめします。

「So what——それがどうした」

「So it goes——そういうものだ」

日本人は、往々にしてがんばりすぎです。

結果を出そう、周囲の期待に応えようとがんばりすぎるから、思わぬことが起こったり、逆風が吹いたりすると、強いストレスを感じてしまう。

そのテンションをちょっとだけ緩めて、周囲の状況を、「それがどうした」「そういうものだ」という目で眺めてみてください。

これは、いうなれば**「不義理のすすめ」**です。

義理や義務感でがんじがらめになっている自分を、「それがどうした」「そういうものだ」の2つの言葉で、解き放つ。すべてを背負おうとせず、もう少し肩の力を抜いて物事と向き合ってみるということです。

忙しいことがストレスなら、ときには仕事が残っていても早めに切り上げて、帰りに好きな店で食事をするくらい、許されるはずです。家庭がストレスならば、たまの休日には1人で趣味に没頭したっていいでしょう。

「それがどうした」

「そういうものだ」

ストレスを感じたら、こうつぶやいてみてください。きっと「それほど背負いこまなくても大丈夫だ」「どんな事態も、なんとかなるものだ」と思えてくるはずです。

そして実際、**たいていのことは、なんとかなってしまう**ものなのです。

6章

医師が教える「自己治癒力を高める」7つのコツ

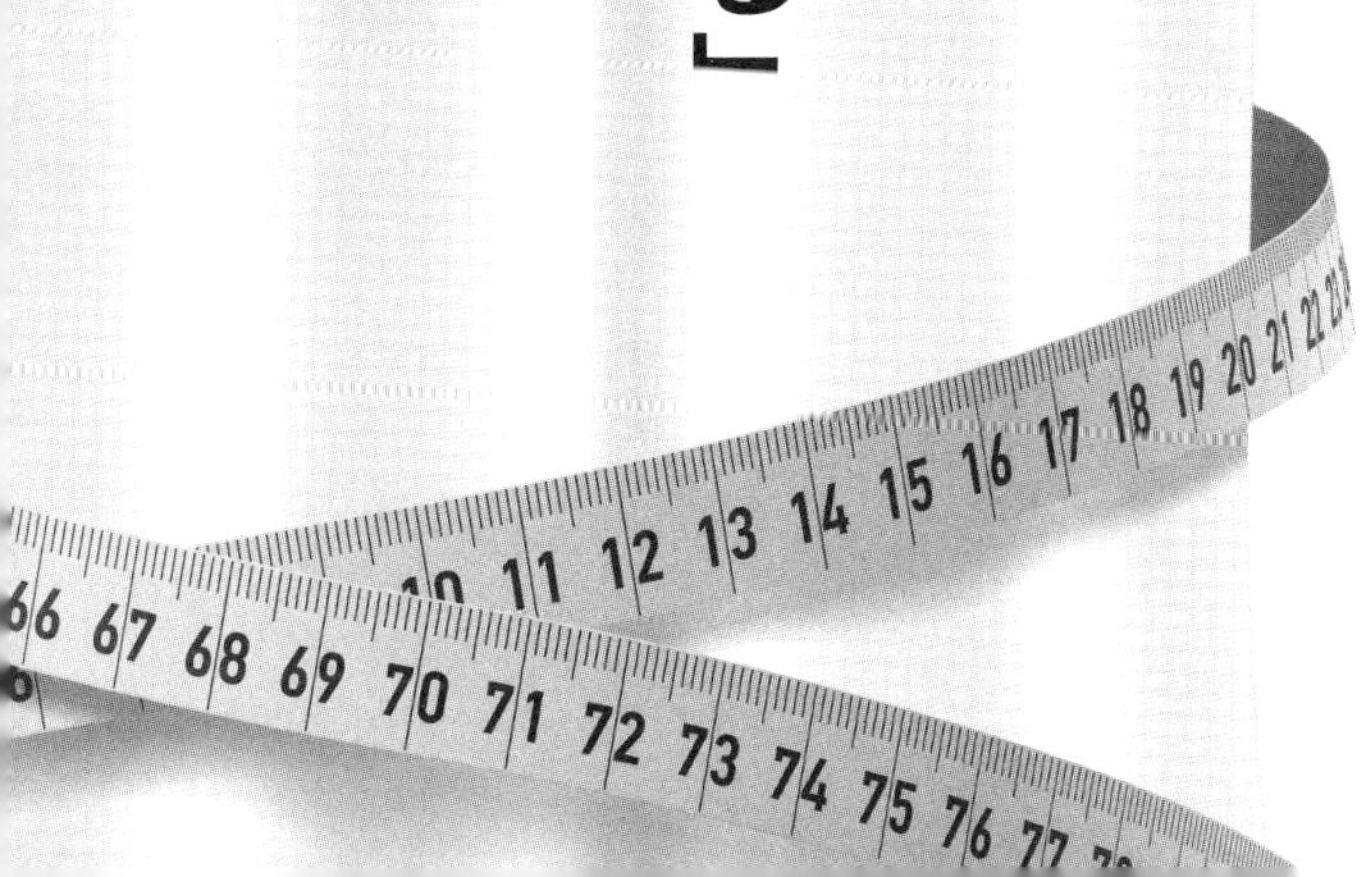

薬を使わずに「元気で長生きする」心がまえ

生活習慣病とは何か。どうやったら自分で防ぎ、改善できるのか――。

ここまで、生活習慣病が起こるメカニズムから、薬を飲まずに治していくために生活習慣を改善するコツまで、お話ししてきました。

本書の最後に、**「元気で長生き」を叶える、普段の心がまえ**について、お話ししておきたいと思います。

生活習慣病は、生活習慣によってかかり、生活習慣によって治せるもの――。

これからお話しする7つの極意は、いってみれば、すべての土台となる考え方・生き方・暮らし方です。ぜひ、これらも頭に入れたうえで生活習慣病と向き合い、健康長寿が叶う「本当の健康体」をつくっていってください。

1 1つの方法を「まず1週間、続けてみる」

本書を読んでみて、「これだったら明日から実践できそうだな」と思ったものが、いくつあったでしょうか。

その方法を、**まず1週間、続けてみてください。**

「もっとラクに治せる方法はないか」

「もっと短期間で効果が出る方法はないか」

こうした発想は、きっぱり断ち切ることです。そんな期待に応えてくれるのは「薬」だけであり、本当の健康体になるためには、薬はなるべく飲みたくないからです。

今までにも、くり返しお話ししてきたように、生活習慣病は、生活習慣の積み重ねによってかかるものであり、だからこそ、**生活習慣の積み重ねによって改善で**

きる病気です。

つまり、**効果を実感するには、それなりの時間がかかる**——ということを、ここで改めてお伝えしておきます。

続けなくては、その方法が自分に合っているのか、判断がつきません。

だから、とりあえず1週間、続けてみてください。

そこで、このまま実践し続けられそうだと思ったら、今度は1年間、続けてみてください。

体質改善のために飲む漢方薬ですら、半年ほど飲み続けなければ、その人の体で効果が出るかどうかは判断できません。

食習慣や日常習慣であればなおのことです。

せっかちな現代人にとっては気が長すぎる話に思えるかもしれませんが、健康は1日にして成りません。

「1年後に白黒つく」というつもりで、コツコツ続けていきましょう。

2 「体にいいこと」をやる前に、「体に悪いこと」をやめる

世の中には、健康情報が氾濫しています。

なかには正反対のことを謳っている情報もあり、いったい何が正しいのかと混乱している人も多いのではないでしょうか。

たとえば、昨今、話題の「糖質」にしても、「カットしたほうが体にいい」という説が一気に広まったかと思ったら、最近では、「糖質はカットしないほうが体にいい」というアンチが唱えられるようになっています。

「体にいいこと」の情報は、みなが探し求めていることもあって、とくに混乱を招きやすいのが現状と言っていいでしょう。

一方、**「体に悪いこと」に関しては、見解が食い違うというのは稀**です。しかも、

長年の間、見解が変わっていないものがほとんどです。

その代表格は、**タバコ、過度の飲酒、ストレス**です。

誰も「タバコを吸うと健康になる」なんて言っていませんし、お酒は飲めば飲むほど体にいいという説も、ストレスが健康に寄与するという説も、聞いたことがありません。

本書では、どちらかというと「体にいいこと」をお話ししてきました。どれも医学界では評価がしっかり定まっている、間違いのない方法と言えます。

ただ、先ほども糖質の例をあげたとおり、巷《ちまた》で流れている健康習慣には、毀誉褒貶《きよほうへん》が定まらないものが多くあることも事実です。

そこで情報に惑わされないためには、**「体にいいこと」を始める前に、まず「体に悪いことをやめる」**——。

そういう心がまえをもっておくことが大切というわけです。

それに、何かを始めるより、**何かをやめるほうがラク**にできるものです。

たいていの人は、ほどほどの健康があるところに、うんと悪いことを積み重ねることで病気になります。

たとえば、ほどほどに健康なサラリーマンが、接待漬けで毎晩のように大酒を食らい、脂肪肝になってしまったとしたら……。

何が悪いかは、誰が見ても明らかでしょう。

そこで、大酒を飲みながらも健康になれる方法を探すのは大変ですし、おそらく、いくら探したところで見つかりません。肝臓にいいとされるウコンのドリンクなどを飲んでも、あまり効果はありません。

でも、明らかな原因である「過度な飲酒を避ける」ことなら、今日からできるはずです。

まず悪いことを避け、**ほどほどの健康**に戻したほうが、よほど確実に健康長寿の可能性を高めていけるというわけです。

3 できるだけ「不便な生活」を楽しむ

文明は、着々と人間の生活をラクに、便利にしてきました。

江戸時代には、東海道五十三次を何日もかけて歩いて京都まで行きましたが、新幹線がある今では日帰りできます。

もっと日常的なレベルでも、電車やバス、さまざまな電化製品……今や私たちは、こうした文明の利器なしに暮らせません。ただその一方で、**ちょっとお節介な文明の利器が普及している**ことも事実です。

エレベーターやエスカレーター、動く歩道は、体が不自由な人には必要です。でも、足腰に支障のない人が単に「ラクだから」といって使い続ければ、エネルギーを消費する機会が減り、肥満の一因になります。

機械だけではありません。食ですら、今はチューブタイプの栄養補給剤や、1本で1日に必要な三大栄養素の何割かがとれるといった栄養バーがたくさんあります。食事にかける時間や手間を省こうと思えば、たしかに便利でラクかもしれませんが、およそ人間らしい食とは言えないでしょう。

ときには、食事の時間を削ってでも、何かをしなくてはいけない場合もあるでしょう。でも、ラクだから、安上がりだからという理由だけでは、**人間として健やかに生きる時間が、あっという間に損なわれてしまう**ように思えてなりません。

人の流れがエレベーターやエスカレーターへと向かっていても、自分だけは階段に向かう。みんなが「動く歩道」を歩いているのを横目に見ながら、自分は通路を歩く。

食事は毎回「何を食べようか」と考えて、自分の手でちゃんと食器を操り、よく噛んで、味わって、満腹ではなく満足できるように食べる。

身のまわりに便利なものがあふれている昨今だからこそ、**自分をラクさせすぎるものは、あえてスルーする**意志をもちましょう。なるべく不便な生活をすることも、長い目で見れば健康につながるのです。

4 寝る前に、「今日よかったこと」を思い出す

ポジティブシンキングが、免疫力をあげる――。

これは、今や医学界の常識となりつつあります。

ただ、人生に理不尽な出来事や不愉快な出来事はつきものです。そんなときにもポジティブシンキングをするというのは、簡単なことではありません。

「何事もポジティブにとらえなくては……」というのがプレッシャーになり、かえってストレスを溜め込むことになっては本末転倒もいいところです。

そこでおすすめしたいのは、「せめて1日の最後、**眠りに落ちる直前には、ポジティブなことを考える**」という方法です。

その日を振り返って、どれほど心のなかで悪態をついてもいい。ただ、最後の最

後は「でも、今日はこういういいことがあったよな」で締めくくるのです。

これなら、本当は不愉快なこと、理不尽だと思ったことを、無理やりポジティブにとらえ直す必要はありません。

問題は、どのように出来事をとらえるかではなく、どういう順序で出来事を思い出すか。**悪いことの後に、いいことを思い出す**ようにすればいいのです。

睡眠は、1日活動した体と頭をリカバーするためのものです。そしてちゃんとリカバーできるかどうかは、心の状態に多分に影響されます。

ネガティブ思考にとらわれたストレス状態で眠りにつくと、睡眠の質は下がります。でも、いい気分で眠りにつけば、おのずと眠りが深く、良質になり、それだけ頭と体のリカバーがうまくいく。結果、免疫力も上がるというわけです。

人によっては、毎日、仕事にストレスを感じているかもしれません。

でも、とりあえず今日という1日は、いい気分で締めくくるようにしてみてください。明日は明日の風が吹きます。また嫌な気分になるとわかっていても、その気分とは明日、また改めて向き合えばいいのです。

私たちは仏さんではないのですから、丸1日、穏やかな、いい気分でいることはできません。

だから、理不尽なことには腹を立てていいし、不愉快なことがあったら愚痴ってもいいのです。

ただし、健康のために、少なくとも1日の最後だけは、ポジティブな気分になるようにしようということです。

どんなに悪いことが立て続けに起こった日でも、**何か1つくらいは、いいことがあったはず**です。それを思い出し、反芻《はんすう》できるようになるには、ちょっとトレーニングが必要かもしれませんが、続ければ、誰でもできるようになります。

毎晩、眠りに落ちる直前だけは微笑んでいられるよう、小さな幸せも感じ取れるようにしていく。そして、たとえ10の悪いことが起こった夜も、それらは不問にして、たった1つのいいことを愛《め》でながら眠りにつくようにしていきましょう。

5 「会社以外のコミュニティ」に積極的に参加しよう

コミュニケーションがないと早死にする。

ポジティブシンキングが免疫力を上げるという説と並んで、これも医学界では常識になりつつあることです。

人間は社会的動物です。1人で過ごすのもいいものですが、それは、普段は人と一緒に過ごしているという前提で生じる「オプション」に過ぎません。

食事ひとつにしても、たまに1人で晩酌を楽しむからいいのであって、つねに1人で食事をするのは「1人ぼっち」「孤独」ということです。やはり基本的には、**人とおしゃべりをしながら食べたほうが、心の栄養になる**のです。

とくに男性は要注意でしょう。

古来、コミュニティありきで子どもを産み育ててきた女性には、DNAレベルでコミュニケーション能力が備わっています。

しかし男性はというと、スタンドプレーで大きな獲物をとることが最優先でした。チームプレーで狩りをすることはあっても、それはひとつの目的のために団結していただけです。互いを思いやりながら、コミュニティを円滑に運営していく女性たちのコミュニケーションとは、かなり違います。

男性は、生来、女性よりコミュニケーションが苦手という傾向が強いのです。

高齢夫婦でも、夫を亡くした妻は、新たなコミュニティのなかで幸せに長生きする場合が多いと言いますが、**妻を亡くした夫は、数年のうちに亡くなることが多い**という統計データがあります。

家事では妻に頼りきりだったために、1人では料理ひとつできず、あっという間に栄養状態が悪くなって健康を害してしまうというのも、おそらく一因です。

ただ、それ以上にダメージとなるのは、**話し相手や触れ合う相手がいなくなること**でしょう。

仕事ではバリバリ人と交渉していた人でも、プライベートの人間関係となると、とたんに奥手になってしまうものです。

退職後の第二の人生で新しい仲間をなかなか作れず、孤独感に打ち沈むうちに、健康を害したり、認知症にかかったりして、早死にしてしまうのです。

そんな寂しい老後を迎えてしまう可能性があるかどうか、今すぐにチェックできる方法があります。

携帯電話のアドレス帳に「仕事がらみではない人」は何割いるでしょうか。

2割以上いれば、退職しても、適度に人と交流しながら過ごしていけるでしょう。しかし2割を切ったら危険信号です。今から、会社以外のコミュニティにも触れるようにしてみてはいかがでしょう。

料理教室やワインスクールなら、同じ趣味を持つ者同士、ワイワイと楽しめます。

老後なんてまだまだ先の話……と思っていても、月日が経つのはあっという間です。今のうちに、会社名や肩書きなど関係ない、「自分自身」として人と関わることに、自分を慣らしておいたほうがいいのです。

6 「若かったころの自分」と比べない

若かったころは階段なんてモノともしなかったのに、今では膝が痛くて難儀する。若い人はシワひとつなくて美しいのに、今の自分はシワだらけ――。

生活習慣病に対処しながらも、年月はどんどん経っていきます。でも、今から10年後、20年後に、20代のころの自分や若い人と比べても、こんなふうに落ち込むだけでしょう。

人と比べることが、無意味で無益だと言っているのではありません。

ただ、どうせ比較するなら、**自分がいい気分になれるような比較をしましょう。**そのほうが、よりいい気分で毎日を過ごすことができ、それがひいては免疫力アップにつながるのです。

では、どんな比較をすれば、いい気分になれるでしょうか。

対象は、若い人ではなく、若いころの自分でもなく、**「同世代の人」**です。

といっても、「トップ」は目指さないことです。思い出せる同世代グループのなかで、**上位半数に入れば上々**と考えてください。

同窓会を思い浮かべると、わかりやすいでしょう。

30人の同級生が集まったとして、地位や豊かさ、容姿などのトップ5人とボトム5人を比べてしまうと、けっこうな落差です。

でもトップ5人と、6位~15位までなら、少しずつ差が出る程度で、どっこいどっこいといったところでしょう。上位半数に入っていれば、そこそこの優越感を味わえますし、トップ5人にそこまで引け目を感じることはありません。

健康も同じです。

30人のグループのなかで、トップ5人に入るといったら、たとえば高齢ながらフルマラソンを走れるくらいの体です。

そうなるのはかなり難しいし、無理して目指そうとすれば心身にストレスがかかってしまいます。

かといって、ボトム5人になってしまうと、おそらく1度くらいは脳梗塞の発作を起こしていたり、糖尿病がかなり進んでいたりして、とうてい健康長寿は叶いそうもありません。

ならば中間をとって、「**15位以上に入ればいいや**」と思えばいいのです。

トップ5人のようにフルマラソンは走れないけれど、ひと駅分くらいなら速足で歩けるし、ボトム5人ほど不健康ではない。

自分なりにできる努力をして、いいメンテナンスができているんだと、自分を褒められるレベルを目指してください。

こうした心がまえをしておけば、より前向きな気持ちで、健康長寿が叶う健康体をつくっていけるでしょう。

7 自分の体に感謝して、今を楽しもう

年をとれば、老化現象とは無縁でいられません。

太っていなくても膝や腰は痛むものですし、血管の老化によって、高血圧も見られ始めます。

そんなふうに着々と老化していく体に、悪態をつく人をたくさん見てきました。

「痛みさえなければ、もっと元気に活動できるのに、この膝め、この腰め」というわけです。なかには「よくならないなら、もう切ってしまいたい」なんて口走る人もいます。

でも、これでは、**がんばっている体がかわいそう**です。

40代、50代を超え、60代、70代にもなると、同世代の間では、ぼちぼち深刻な健

康問題が露《あら》わになってくるころです。

あの人は脳梗塞の後遺症のリハビリ中、あの人は糖尿病が進んで毎月、人工透析を受けている、あの人は寝たきり、あの人は心筋梗塞で亡くなってしまった……。

そんななかで、多少ガタが来ていても、まだ歩くことを可能にしてくれている、何とか生きようとしてくれている、そんな体を思えば、悪態をつくどころか、**感謝してしかるべき**でしょう。

人間はいつか必ず死にますが、体は、死ぬ瞬間まで、命をつなぐために働きます。

ならば私たちも、死ぬ瞬間まで「ご苦労さま、よくがんばっているね、ありがとう」と体に感謝しつつ、今できることを楽しみ、生活を営んでいくべきだと思うのです。

編集協力　福島結実子
DTP　オーパスワン・ラボ
佐藤正人
イラスト　KAZMOIS
画像提供　©piai-Fotolia

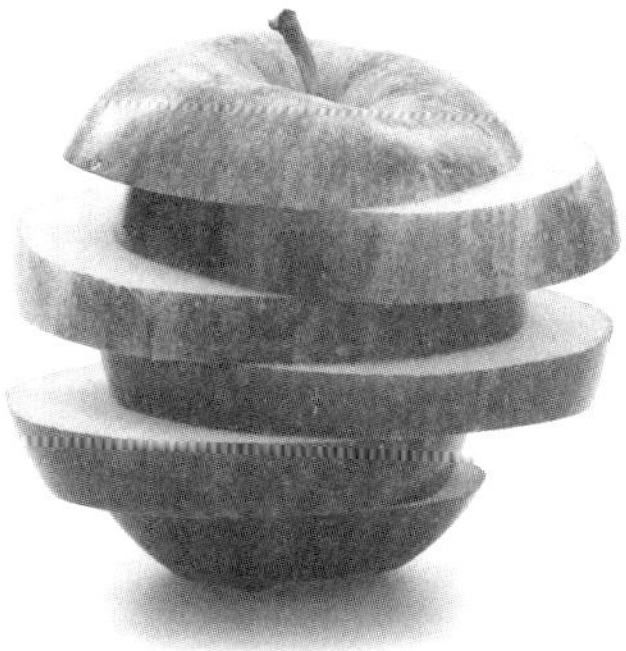

本書は、本文庫のために書き下ろされたものです。

秋津壽男（あきつ・としお）

秋津医院院長。日本内科学会認定総合内科専門医。一九五四年和歌山県生まれ。七七年大阪大学工学部卒業。社会人を経て再び大学受験をし、和歌山県立医科大学医学部に入学。八六年に卒業後、同大学循環器内科に入局し、心臓カテーテル、ドップラー心エコー等を学ぶ。その後、東京労災病院等を経て、九八年に品川区戸越銀座に秋津医院を開業し、地域密着の診療を行なっている。現在、『主治医が見つかる診療所』（テレビ東京／TXN系列）にレギュラー出演中。著書に、『長生きするのはどっち？』『がんにならないのはどっち？』（共に、あさ出版）などがある。

知的生きかた文庫

薬《くすり》を使《つか》わずに「生活習慣病《せいかつしゅうかんびょう》」とサヨナラする法《ほう》

著者　秋津《あきつ》壽男《としお》
発行者　押鐘太陽
発行所　株式会社三笠書房
〒一〇二-〇〇七二　東京都千代田区飯田橋三-三-一
電話〇三-五二二六-五七三四〈営業部〉
　　〇三-五二二六-五七三一〈編集部〉
http://www.mikasashobo.co.jp
印刷　誠宏印刷
製本　若林製本工場

ISBN978-4-8379-8589-1 C0177